# Libro de migraña



AF256235

Si puede averiguar dónde se localiza su dolor, esto puede ser esto puede ser la clave para averiguar por qué tienes el dolor. Este diario puede ayudarte a hacer un seguimiento de tus síntomas y encontrar un alivio eficaz o decidir si necesitas ayuda médica.

# Libro de migraña

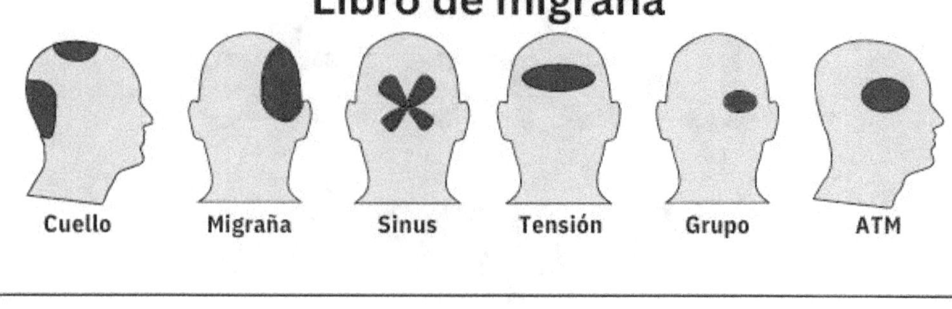



FECHA: _______________     TIEMPO [ ]: _______________   _______________

## Intensidad del dolor

| 1 | 2 | 3 | 4 | 5 | 6 | 7 | 8 | 9 | 10 |
|---|---|---|---|---|---|---|---|---|----|

## Disparadores

- ☐ Hambre
- ☐ Luces brillantes
- ☐ Café
- ☐ Estrés en el trabajo
- ☐ Estrés en casa
- ☐ comidas salteadas
- ☐ Ansiedad

- ☐ Insomnio
- ☐ Enfermedad
- ☐ Cansancio
- ☐ Olores/ Aromas
- ☐ Movimiento
- ☐ Tensión ocular
- ☐ _______________

## Medidas de alivio

| Medicación | |
|---|---|
| Agua | |
| Dormir | |
| Ejercicio | |
| Otros | |
| Otros | |

**Notas:**

Libro de migraña

# Libro de migraña

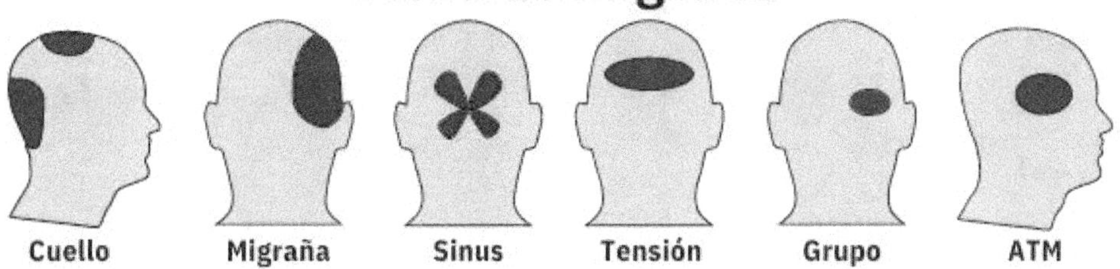


FECHA: _______________     TIEMPO [ ]: _______________

**Intensidad del dolor**

| 1 | 2 | 3 | 4 | 5 | 6 | 7 | 8 | 9 | 10 |
|---|---|---|---|---|---|---|---|---|----|

**Disparadores**

| | |
|---|---|
| ☐ Hambre | ☐ Insomnio |
| ☐ Luces brillantes | ☐ Enfermedad |
| ☐ Café | ☐ Cansancio |
| ☐ Estrés en el trabajo | ☐ Olores/ Aromas |
| ☐ Estrés en casa | ☐ Movimiento |
| ☐ comidas salteadas | ☐ Tensión ocular |
| ☐ Ansiedad | ☐ _______________ |

**Medidas de alivio**

| | |
|---|---|
| **Medicación** | |
| **Agua** | |
| **Dormir** | |
| **Ejercicio** | |
| **Otros** | |
| **Otros** | |

**Notas:** _______________

# Libro de migraña
Libro de migraña

# Libro de migraña

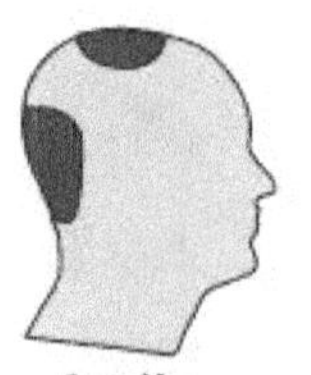 Cuello
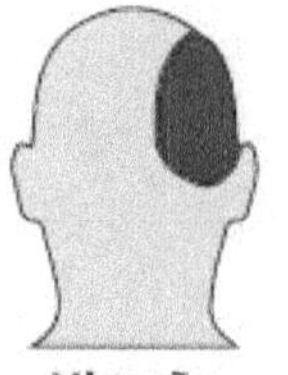 Migraña
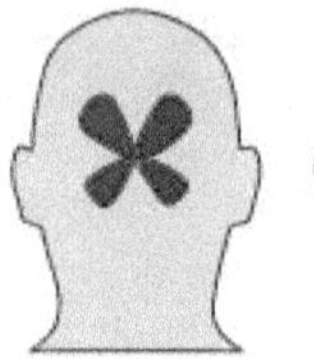 Sinus
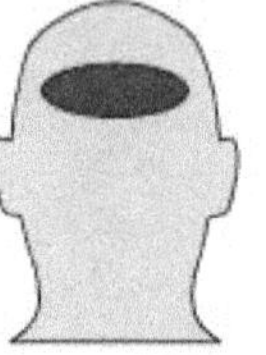 Tensión
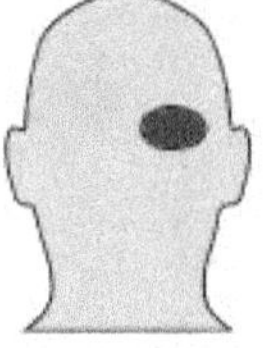 Grupo
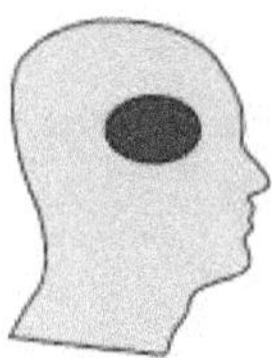 ATM

**FECHA:** ___________________  **TIEMPO [ ]:** ___________________

☐ ☐ ☐ ☐ ☐ ☐

## Intensidad del dolor

| 1 | 2 | 3 | 4 | 5 | 6 | 7 | 8 | 9 | 10 |
|---|---|---|---|---|---|---|---|---|----|

## Disparadores

☐ Hambre     ☐ Insomnio
☐ Luces brillantes     ☐ Enfermedad
☐ Café     ☐ Cansancio
☐ Estrés en el trabajo     ☐ Olores/ Aromas
☐ Estrés en casa     ☐ Movimiento
☐ comidas salteadas     ☐ Tensión ocular
☐ Ansiedad     ☐ _______________

## Medidas de alivio

| | |
|---|---|
| **Medicación** | |
| **Agua** | |
| **Dormir** | |
| **Ejercicio** | |
| **Otros** | |
| **Otros** | |

Notas:

Libro de migraña

# Libro de migraña

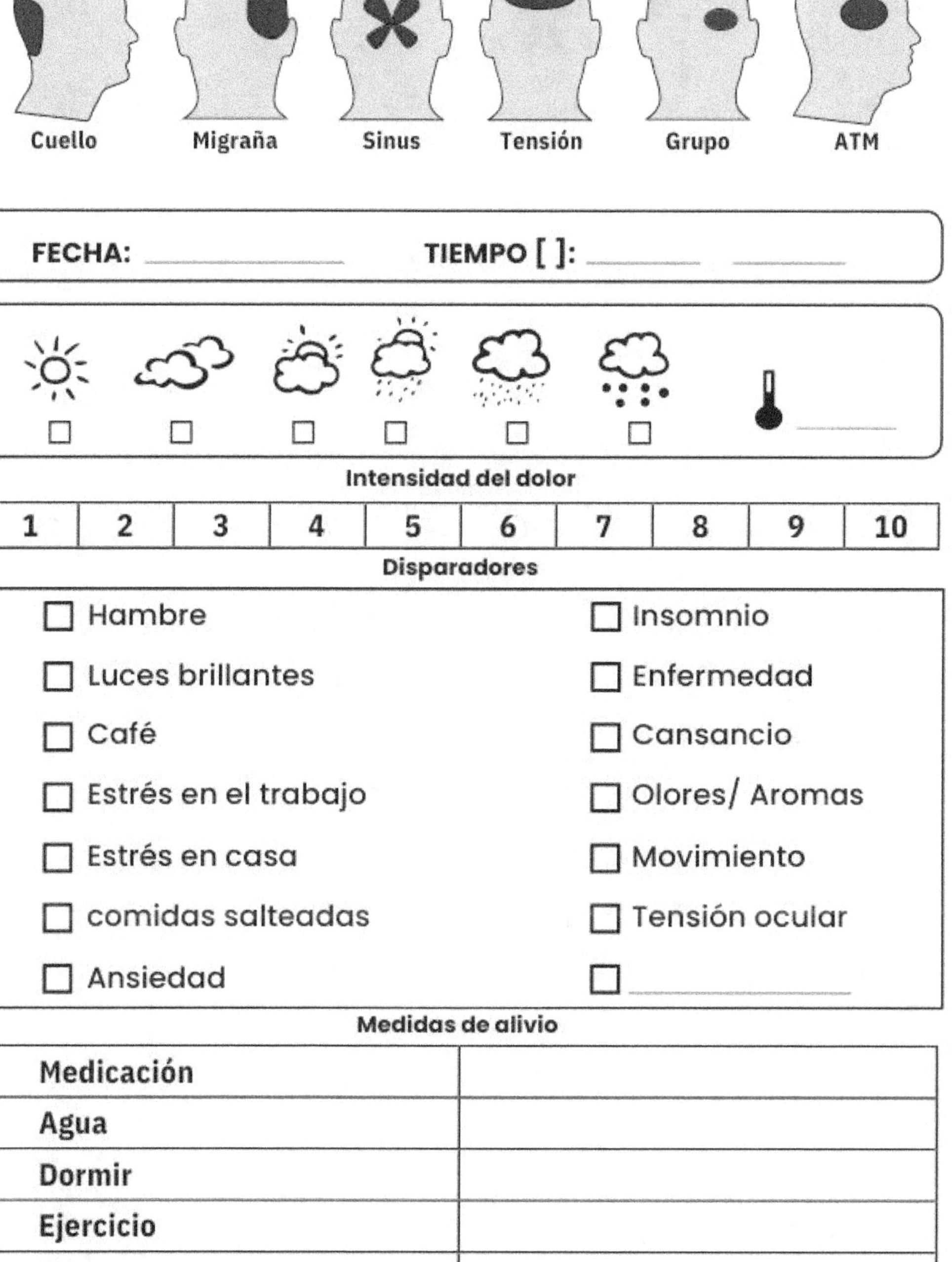


FECHA: _________________     TIEMPO [ ]: _________________

## Intensidad del dolor

| 1 | 2 | 3 | 4 | 5 | 6 | 7 | 8 | 9 | 10 |
|---|---|---|---|---|---|---|---|---|----|

## Disparadores

| | |
|---|---|
| ☐ Hambre | ☐ Insomnio |
| ☐ Luces brillantes | ☐ Enfermedad |
| ☐ Café | ☐ Cansancio |
| ☐ Estrés en el trabajo | ☐ Olores/ Aromas |
| ☐ Estrés en casa | ☐ Movimiento |
| ☐ comidas salteadas | ☐ Tensión ocular |
| ☐ Ansiedad | ☐ _______________ |

## Medidas de alivio

| | |
|---|---|
| Medicación | |
| Agua | |
| Dormir | |
| Ejercicio | |
| Otros | |
| Otros | |

**Notas:**

## Libro de migraña

# Libro de migraña

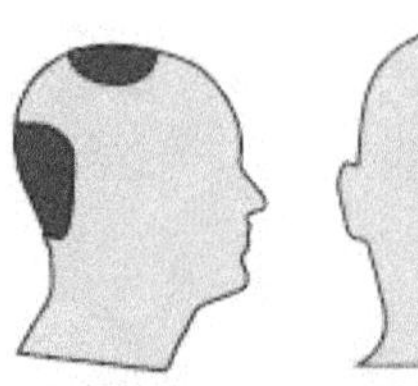 Cuello
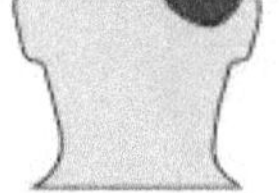 Migraña
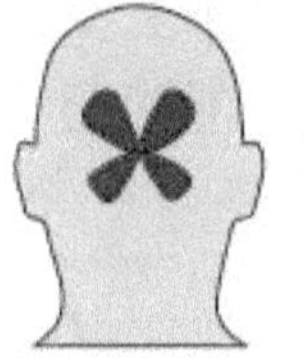 Sinus
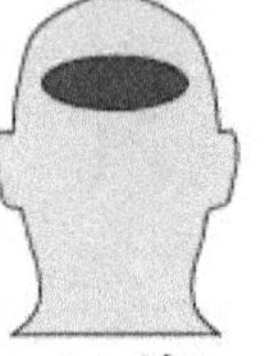 Tensión
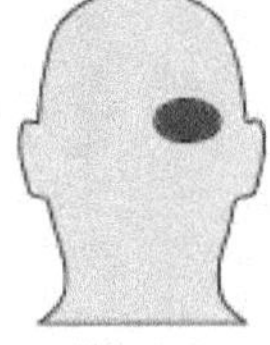 Grupo
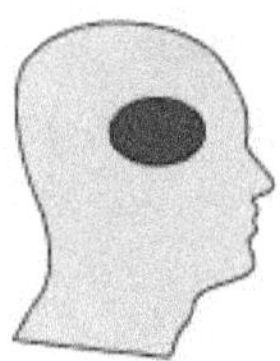 ATM

FECHA: _____________    TIEMPO [ ]: _____________  _____________

☐ ☐ ☐ ☐ ☐ ☐

**Intensidad del dolor**

| 1 | 2 | 3 | 4 | 5 | 6 | 7 | 8 | 9 | 10 |
|---|---|---|---|---|---|---|---|---|----|

**Disparadores**

☐ Hambre            ☐ Insomnio
☐ Luces brillantes  ☐ Enfermedad
☐ Café              ☐ Cansancio
☐ Estrés en el trabajo  ☐ Olores/ Aromas
☐ Estrés en casa    ☐ Movimiento
☐ comidas salteadas ☐ Tensión ocular
☐ Ansiedad          ☐ _____________

**Medidas de alivio**

| Medicación | |
|---|---|
| Agua | |
| Dormir | |
| Ejercicio | |
| Otros | |
| Otros | |

Notas: ______________________________________

# Libro de migraña

# Libro de migraña

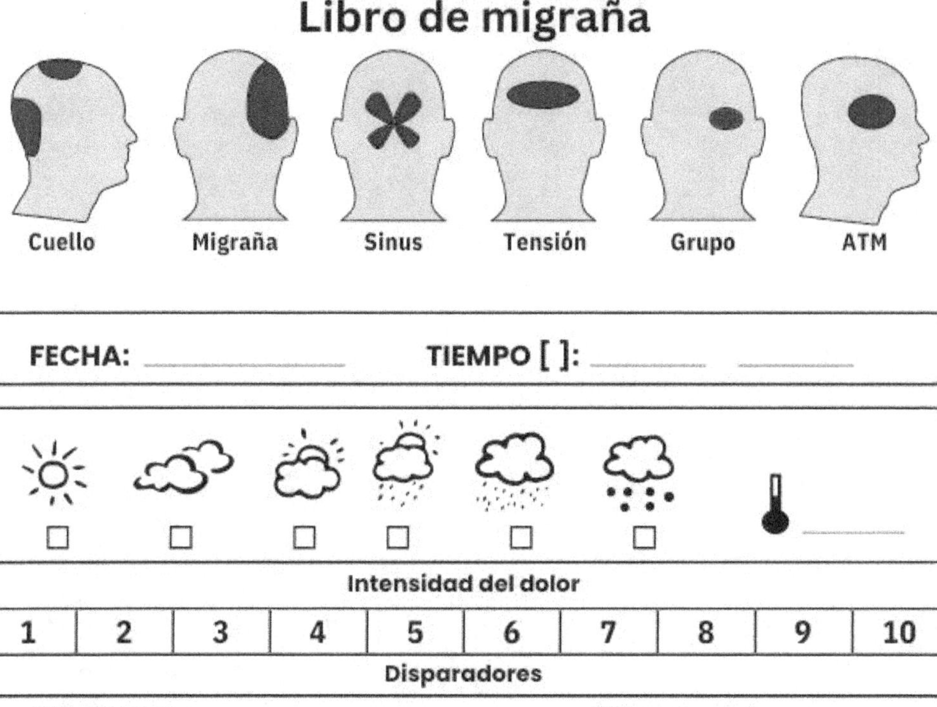


**FECHA:** _____________     **TIEMPO [ ]:** _____________     _____________

**Intensidad del dolor**

| 1 | 2 | 3 | 4 | 5 | 6 | 7 | 8 | 9 | 10 |
|---|---|---|---|---|---|---|---|---|----|

**Disparadores**

| | |
|---|---|
| ☐ Hambre | ☐ Insomnio |
| ☐ Luces brillantes | ☐ Enfermedad |
| ☐ Café | ☐ Cansancio |
| ☐ Estrés en el trabajo | ☐ Olores/ Aromas |
| ☐ Estrés en casa | ☐ Movimiento |
| ☐ comidas salteadas | ☐ Tensión ocular |
| ☐ Ansiedad | ☐ _____________ |

**Medidas de alivio**

| | |
|---|---|
| **Medicación** | |
| **Agua** | |
| **Dormir** | |
| **Ejercicio** | |
| **Otros** | |
| **Otros** | |

**Notas:** _____________

## Libro de migraña

# Libro de migraña

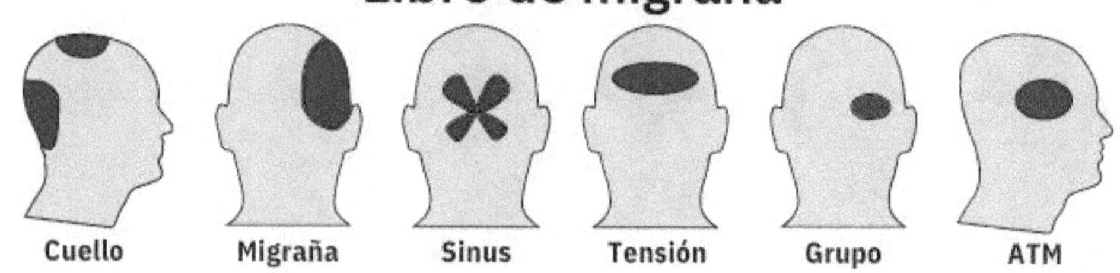



FECHA: _______________     TIEMPO [ ]: _______________

**Intensidad del dolor**

| 1 | 2 | 3 | 4 | 5 | 6 | 7 | 8 | 9 | 10 |
|---|---|---|---|---|---|---|---|---|----|

**Disparadores**

- ☐ Hambre
- ☐ Luces brillantes
- ☐ Café
- ☐ Estrés en el trabajo
- ☐ Estrés en casa
- ☐ comidas salteadas
- ☐ Ansiedad
- ☐ Insomnio
- ☐ Enfermedad
- ☐ Cansancio
- ☐ Olores/ Aromas
- ☐ Movimiento
- ☐ Tensión ocular
- ☐ _______________

**Medidas de alivio**

| | |
|---|---|
| Medicación | |
| Agua | |
| Dormir | |
| Ejercicio | |
| Otros | |
| Otros | |

**Notas:**

Libro de migraña

# Libro de migraña

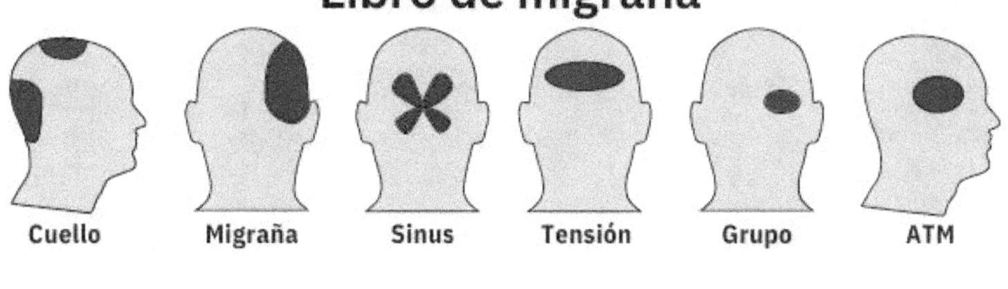


FECHA: _______________     TIEMPO [ ]: _______________

☐  ☐  ☐  ☐  ☐  ☐

## Intensidad del dolor

| 1 | 2 | 3 | 4 | 5 | 6 | 7 | 8 | 9 | 10 |
|---|---|---|---|---|---|---|---|---|----|

### Disparadores

☐ Hambre      ☐ Insomnio

☐ Luces brillantes      ☐ Enfermedad

☐ Café      ☐ Cansancio

☐ Estrés en el trabajo      ☐ Olores/ Aromas

☐ Estrés en casa      ☐ Movimiento

☐ comidas salteadas      ☐ Tensión ocular

☐ Ansiedad      ☐ _______________

### Medidas de alivio

| | |
|---|---|
| Medicación | |
| Agua | |
| Dormir | |
| Ejercicio | |
| Otros | |
| Otros | |

Notas: _______________


# Libro de migraña

# Libro de migraña

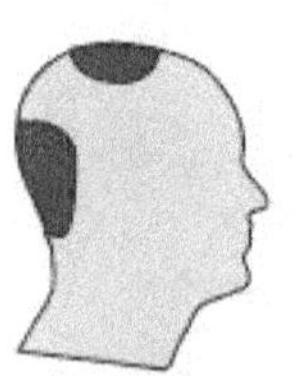
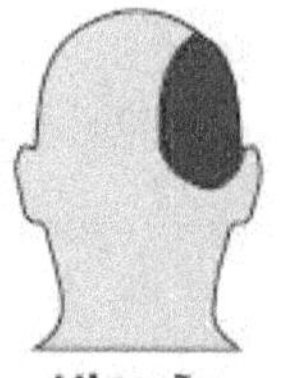
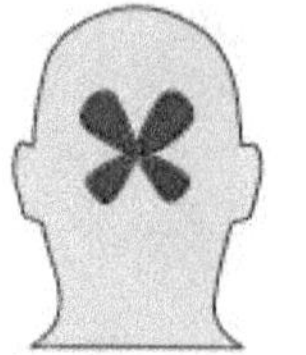
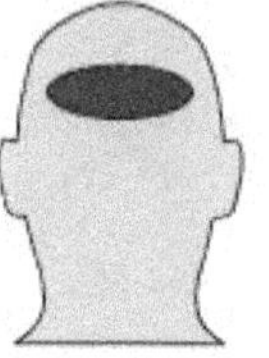
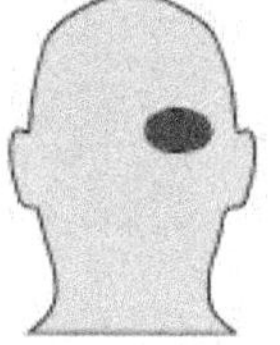
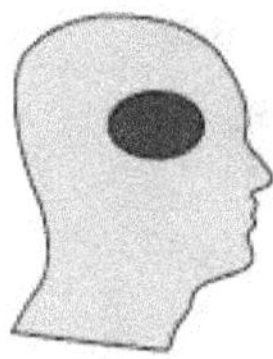

| Cuello | Migraña | Sinus | Tensión | Grupo | ATM |
|---|---|---|---|---|---|

**FECHA:** ______________________     **TIEMPO [ ]:** ______________     ______________

☐   ☐   ☐   ☐   ☐   ☐

## Intensidad del dolor

| 1 | 2 | 3 | 4 | 5 | 6 | 7 | 8 | 9 | 10 |
|---|---|---|---|---|---|---|---|---|----|

## Disparadores

| | |
|---|---|
| ☐ Hambre | ☐ Insomnio |
| ☐ Luces brillantes | ☐ Enfermedad |
| ☐ Café | ☐ Cansancio |
| ☐ Estrés en el trabajo | ☐ Olores/ Aromas |
| ☐ Estrés en casa | ☐ Movimiento |
| ☐ comidas salteadas | ☐ Tensión ocular |
| ☐ Ansiedad | ☐ _______________ |

## Medidas de alivio

| | |
|---|---|
| **Medicación** | |
| **Agua** | |
| **Dormir** | |
| **Ejercicio** | |
| **Otros** | |
| **Otros** | |

**Notas:**

# Libro de migraña

# Libro de migraña

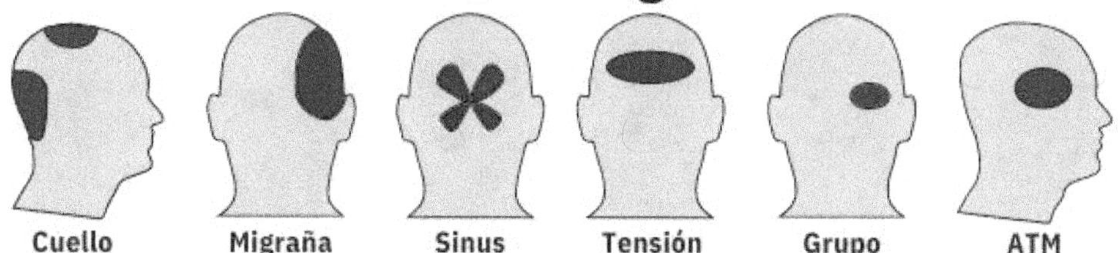



FECHA: _______________     TIEMPO [ ]: _______________

## Intensidad del dolor

| 1 | 2 | 3 | 4 | 5 | 6 | 7 | 8 | 9 | 10 |

### Disparadores

☐ Hambre

☐ Luces brillantes

☐ Café

☐ Estrés en el trabajo

☐ Estrés en casa

☐ comidas salteadas

☐ Ansiedad

☐ Insomnio

☐ Enfermedad

☐ Cansancio

☐ Olores/ Aromas

☐ Movimiento

☐ Tensión ocular

☐ _______________

### Medidas de alivio

| Medicación | |
| --- | --- |
| Agua | |
| Dormir | |
| Ejercicio | |
| Otros | |
| Otros | |

Notas:

# Libro de migraña

# Libro de migraña

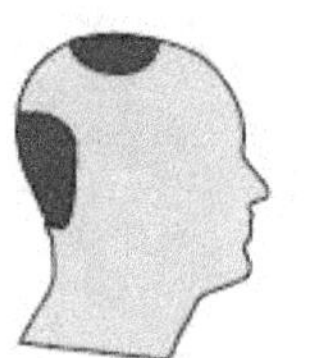 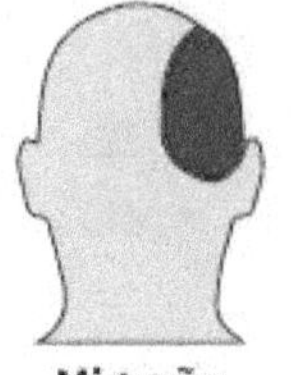 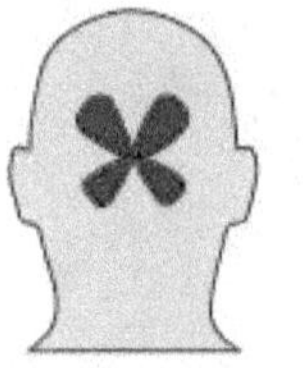 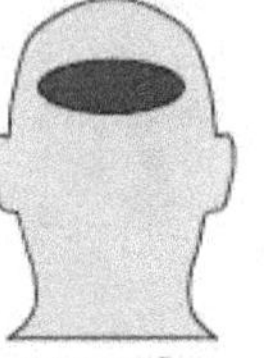 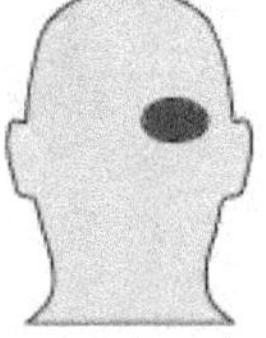 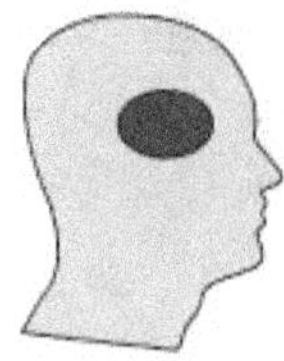

| Cuello | Migraña | Sinus | Tensión | Grupo | ATM |

**FECHA:** _______________     **TIEMPO [ ]:** _______________

☐ ☐ ☐ ☐ ☐ ☐     🌡 _______________

## Intensidad del dolor

| 1 | 2 | 3 | 4 | 5 | 6 | 7 | 8 | 9 | 10 |

## Disparadores

| | |
|---|---|
| ☐ Hambre | ☐ Insomnio |
| ☐ Luces brillantes | ☐ Enfermedad |
| ☐ Café | ☐ Cansancio |
| ☐ Estrés en el trabajo | ☐ Olores/ Aromas |
| ☐ Estrés en casa | ☐ Movimiento |
| ☐ comidas salteadas | ☐ Tensión ocular |
| ☐ Ansiedad | ☐ _______________ |

## Medidas de alivio

| Medicación | |
|---|---|
| Agua | |
| Dormir | |
| Ejercicio | |
| Otros | |
| Otros | |

**Notas:** ________________________________


Libro de migraña

# Libro de migraña

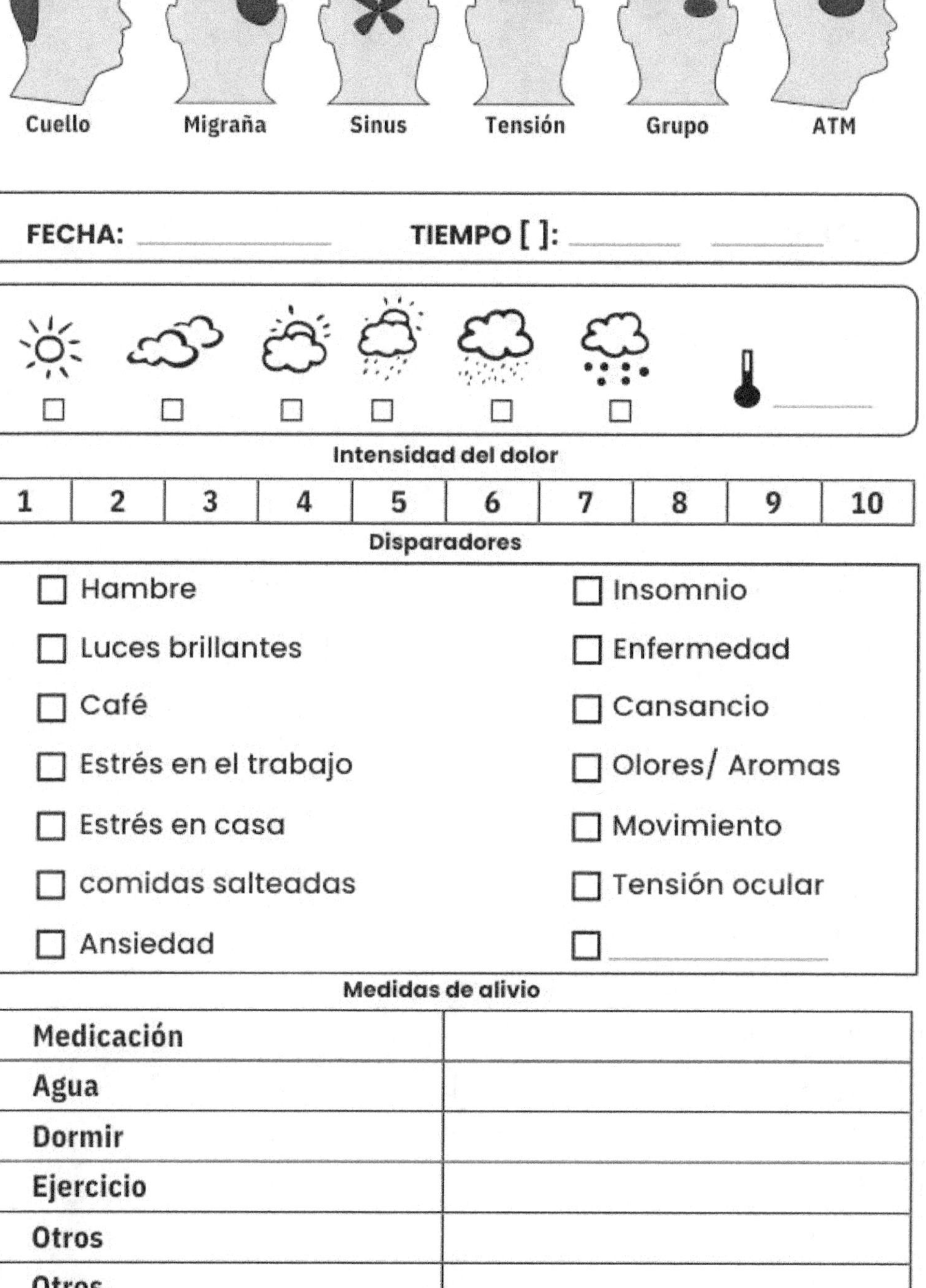

| Cuello | Migraña | Sinus | Tensión | Grupo | ATM |

**FECHA:** ______________________     **TIEMPO [ ]:** ______________________

**Intensidad del dolor**

| 1 | 2 | 3 | 4 | 5 | 6 | 7 | 8 | 9 | 10 |

**Disparadores**

| | | | |
|---|---|---|---|
| ☐ Hambre | | ☐ Insomnio |
| ☐ Luces brillantes | | ☐ Enfermedad |
| ☐ Café | | ☐ Cansancio |
| ☐ Estrés en el trabajo | | ☐ Olores/ Aromas |
| ☐ Estrés en casa | | ☐ Movimiento |
| ☐ comidas salteadas | | ☐ Tensión ocular |
| ☐ Ansiedad | | ☐ ______________ |

**Medidas de alivio**

| | |
|---|---|
| **Medicación** | |
| **Agua** | |
| **Dormir** | |
| **Ejercicio** | |
| **Otros** | |
| **Otros** | |

**Notas:** _______________________________________________

## Libro de migraña

# Libro de migraña

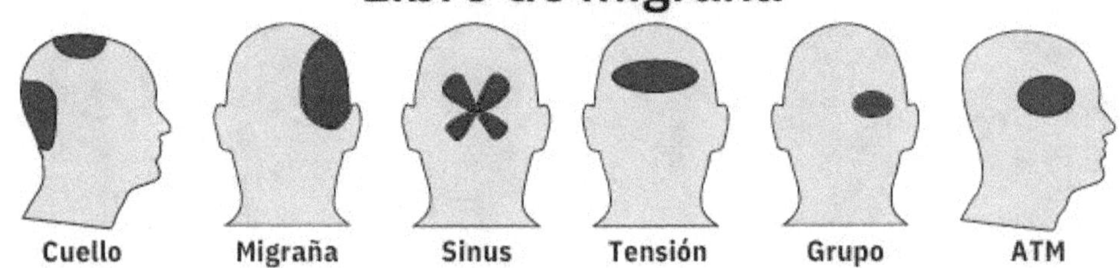



FECHA: ___________________     TIEMPO [ ]: ___________     ___________

☐   ☐   ☐   ☐   ☐   ☐   _______

## Intensidad del dolor

| 1 | 2 | 3 | 4 | 5 | 6 | 7 | 8 | 9 | 10 |
|---|---|---|---|---|---|---|---|---|----|

## Disparadores

| | |
|---|---|
| ☐ Hambre | ☐ Insomnio |
| ☐ Luces brillantes | ☐ Enfermedad |
| ☐ Café | ☐ Cansancio |
| ☐ Estrés en el trabajo | ☐ Olores/ Aromas |
| ☐ Estrés en casa | ☐ Movimiento |
| ☐ comidas salteadas | ☐ Tensión ocular |
| ☐ Ansiedad | ☐ _____________ |

## Medidas de alivio

| | |
|---|---|
| Medicación | |
| Agua | |
| Dormir | |
| Ejercicio | |
| Otros | |
| Otros | |

Notas:



# Libro de migraña

# Libro de migraña

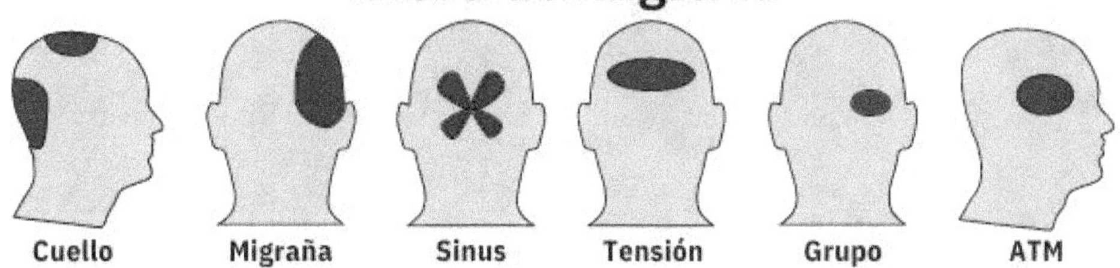



FECHA: ________________    TIEMPO [ ]: ________________

☐ ☐ ☐ ☐ ☐ ☐

**Intensidad del dolor**

| 1 | 2 | 3 | 4 | 5 | 6 | 7 | 8 | 9 | 10 |
|---|---|---|---|---|---|---|---|---|----|

**Disparadores**

☐ Hambre            ☐ Insomnio

☐ Luces brillantes  ☐ Enfermedad

☐ Café              ☐ Cansancio

☐ Estrés en el trabajo  ☐ Olores/ Aromas

☐ Estrés en casa    ☐ Movimiento

☐ comidas salteadas ☐ Tensión ocular

☐ Ansiedad          ☐ ________________

**Medidas de alivio**

| Medicación | |
|---|---|
| Agua | |
| Dormir | |
| Ejercicio | |
| Otros | |
| Otros | |

Notas:


# Libro de migraña

# Libro de migraña

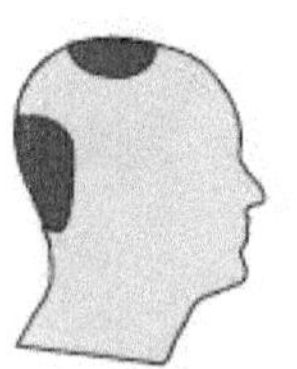 Cuello 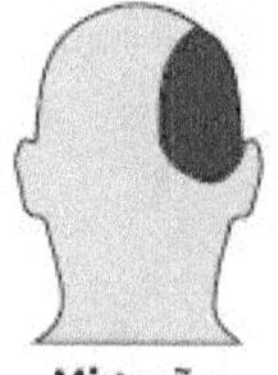 Migraña 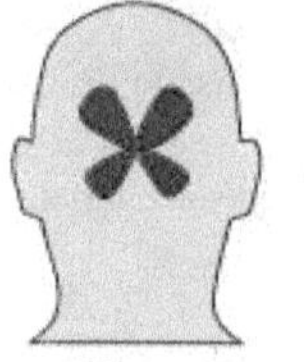 Sinus 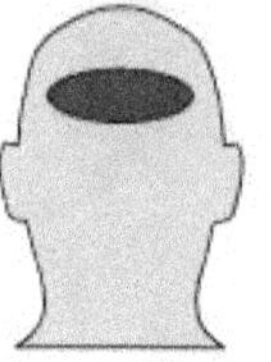 Tensión 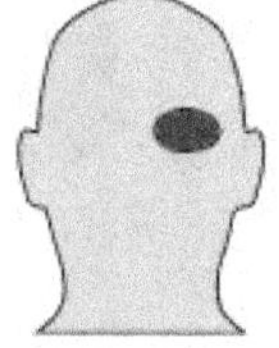 Grupo 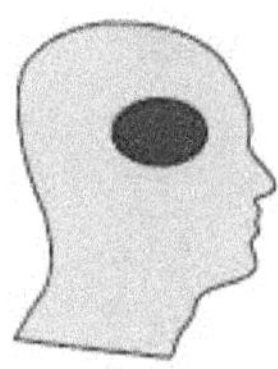 ATM

FECHA: ___________________     TIEMPO [ ]: __________  __________

☀ ☐   ⛅ ☐   🌥 ☐   🌦 ☐   🌧 ☐   🌨 ☐   🌡 __________

## Intensidad del dolor

| 1 | 2 | 3 | 4 | 5 | 6 | 7 | 8 | 9 | 10 |
|---|---|---|---|---|---|---|---|---|----|

## Disparadores

| | |
|---|---|
| ☐ Hambre | ☐ Insomnio |
| ☐ Luces brillantes | ☐ Enfermedad |
| ☐ Café | ☐ Cansancio |
| ☐ Estrés en el trabajo | ☐ Olores/ Aromas |
| ☐ Estrés en casa | ☐ Movimiento |
| ☐ comidas salteadas | ☐ Tensión ocular |
| ☐ Ansiedad | ☐ _____________ |

## Medidas de alivio

| | |
|---|---|
| **Medicación** | |
| **Agua** | |
| **Dormir** | |
| **Ejercicio** | |
| **Otros** | |
| **Otros** | |

Notas: _______________________________________

Libro de migraña

# Libro de migraña

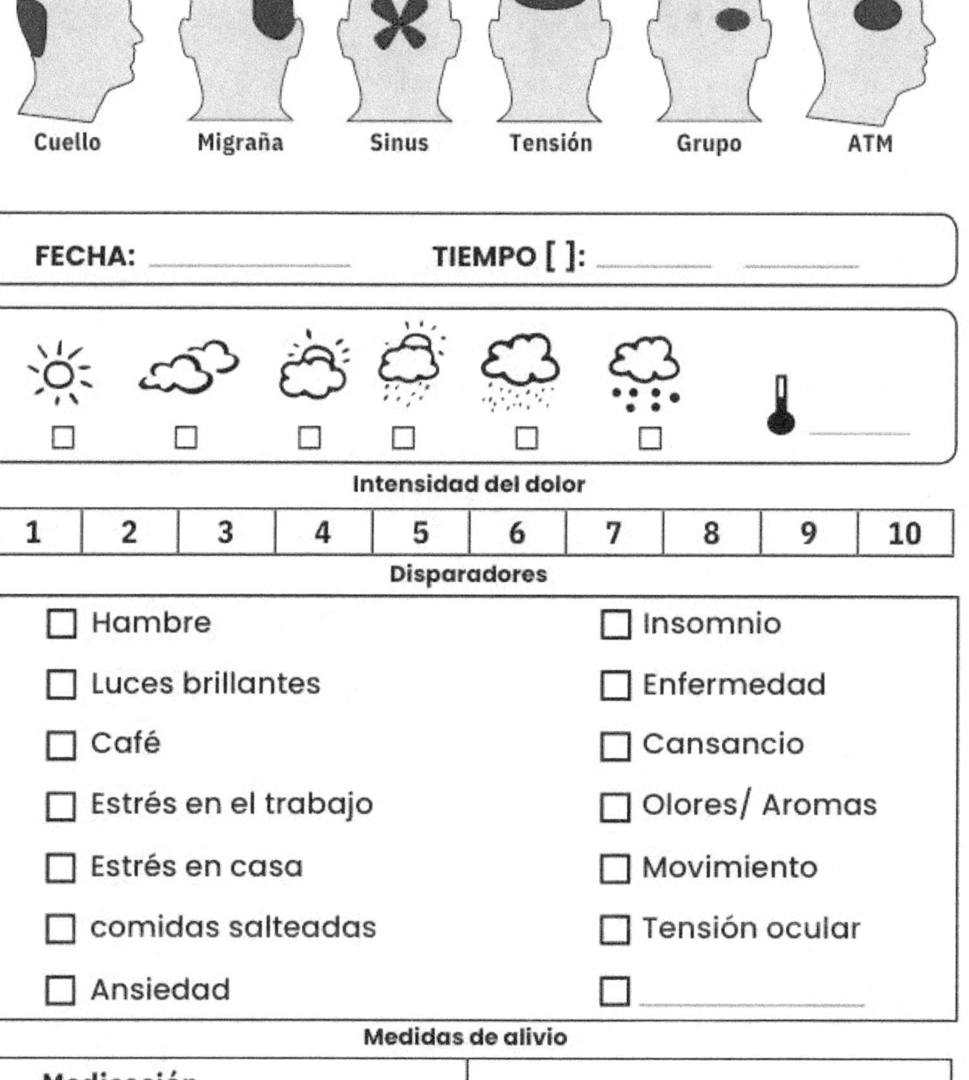



**FECHA:** _______________     **TIEMPO [ ]:** _______________

## Intensidad del dolor

| 1 | 2 | 3 | 4 | 5 | 6 | 7 | 8 | 9 | 10 |
|---|---|---|---|---|---|---|---|---|----|

## Disparadores

| | |
|---|---|
| ☐ Hambre | ☐ Insomnio |
| ☐ Luces brillantes | ☐ Enfermedad |
| ☐ Café | ☐ Cansancio |
| ☐ Estrés en el trabajo | ☐ Olores/ Aromas |
| ☐ Estrés en casa | ☐ Movimiento |
| ☐ comidas salteadas | ☐ Tensión ocular |
| ☐ Ansiedad | ☐ _______________ |

## Medidas de alivio

| | |
|---|---|
| **Medicación** | |
| **Agua** | |
| **Dormir** | |
| **Ejercicio** | |
| **Otros** | |
| **Otros** | |

**Notas:**

# Libro de migraña

# Libro de migraña

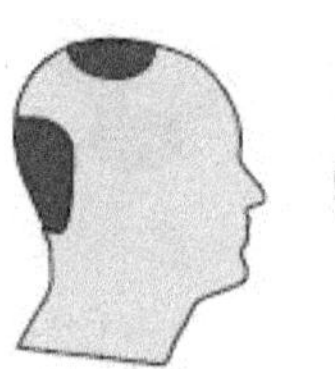
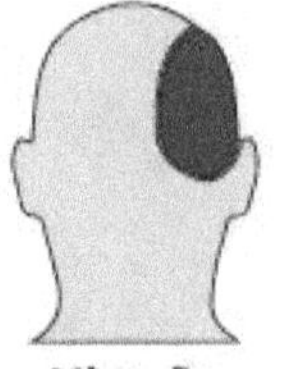
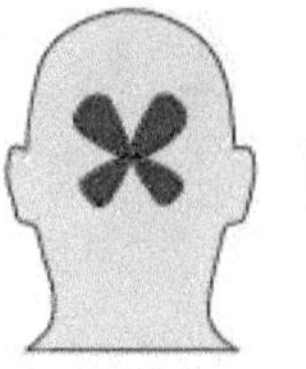
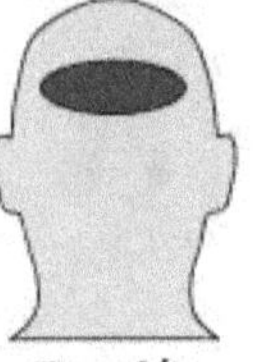
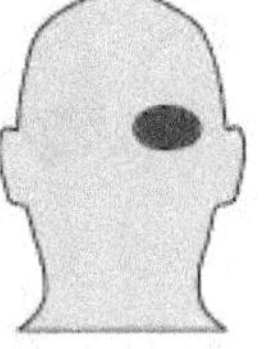
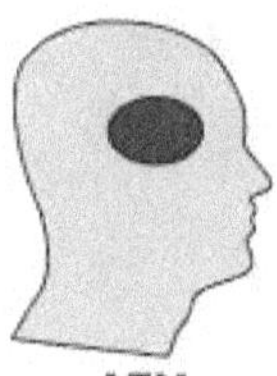

| Cuello | Migraña | Sinus | Tensión | Grupo | ATM |

---

**FECHA:** _______________    **TIEMPO [ ]:** _______________

---

☐  ☐  ☐  ☐  ☐  ☐  🌡 _______________

## Intensidad del dolor

| 1 | 2 | 3 | 4 | 5 | 6 | 7 | 8 | 9 | 10 |
|---|---|---|---|---|---|---|---|---|----|

### Disparadores

| | |
|---|---|
| ☐ Hambre | ☐ Insomnio |
| ☐ Luces brillantes | ☐ Enfermedad |
| ☐ Café | ☐ Cansancio |
| ☐ Estrés en el trabajo | ☐ Olores/ Aromas |
| ☐ Estrés en casa | ☐ Movimiento |
| ☐ comidas salteadas | ☐ Tensión ocular |
| ☐ Ansiedad | ☐ _______________ |

### Medidas de alivio

| Medicación | |
|---|---|
| Agua | |
| Dormir | |
| Ejercicio | |
| Otros | |
| Otros | |

**Notas:** _______________


# Libro de migraña

# Libro de migraña

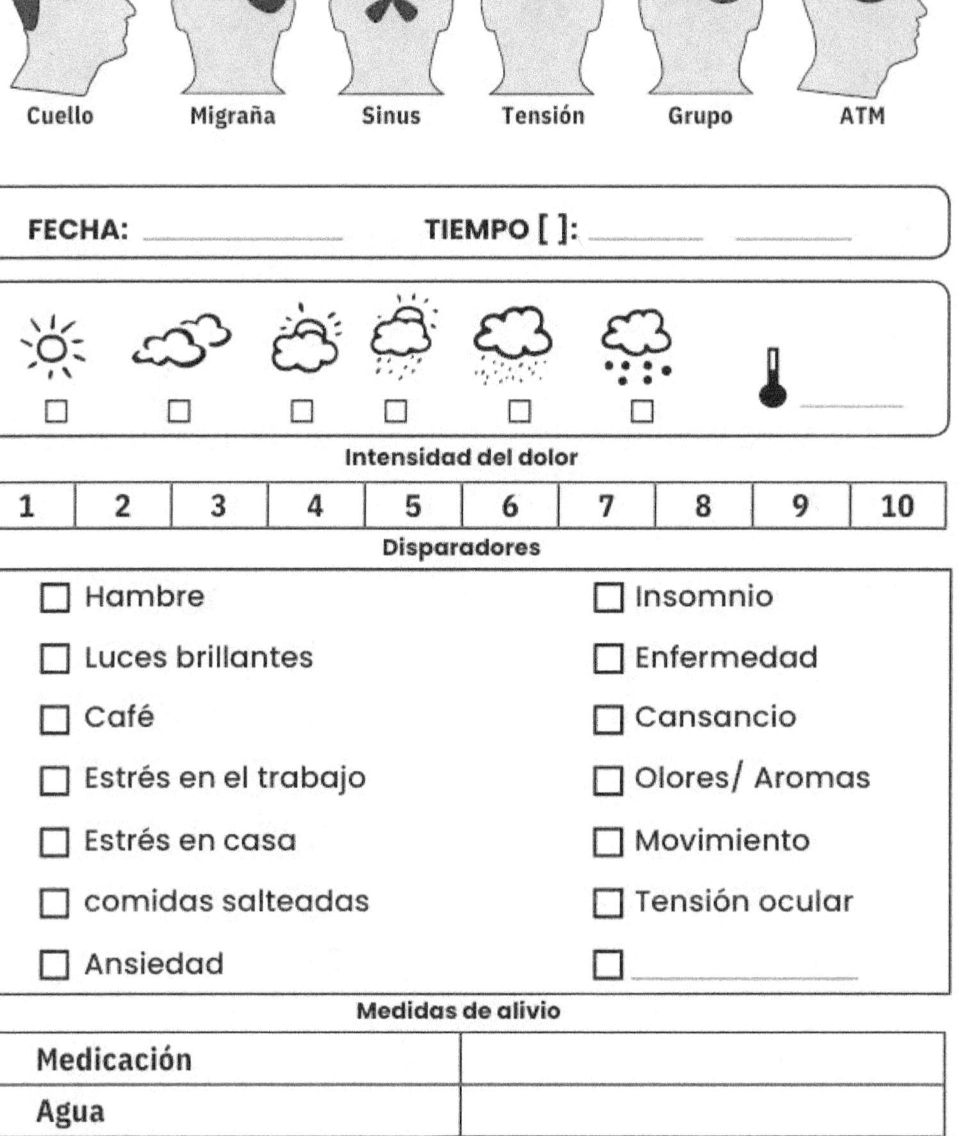


## Disparadores

- [ ] Hambre
- [ ] Luces brillantes
- [ ] Café
- [ ] Estrés en el trabajo
- [ ] Estrés en casa
- [ ] comidas salteadas
- [ ] Ansiedad
- [ ] Insomnio
- [ ] Enfermedad
- [ ] Cansancio
- [ ] Olores/ Aromas
- [ ] Movimiento
- [ ] Tensión ocular
- [ ] ______________

## Medidas de alivio

| Medicación | |
|---|---|
| Agua | |
| Dormir | |
| Ejercicio | |
| Otros | |
| Otros | |

Notas:

Libro de migraña

# Libro de migraña

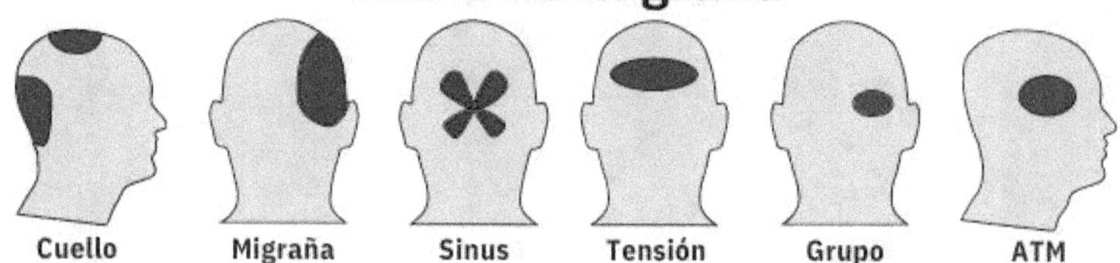



FECHA: ______________________     TIEMPO [ ]: ______________________

☐   ☐   ☐   ☐   ☐   ☐   🌡 ________

**Intensidad del dolor**

| 1 | 2 | 3 | 4 | 5 | 6 | 7 | 8 | 9 | 10 |
|---|---|---|---|---|---|---|---|---|----|

**Disparadores**

| | |
|---|---|
| ☐ Hambre | ☐ Insomnio |
| ☐ Luces brillantes | ☐ Enfermedad |
| ☐ Café | ☐ Cansancio |
| ☐ Estrés en el trabajo | ☐ Olores/ Aromas |
| ☐ Estrés en casa | ☐ Movimiento |
| ☐ comidas salteadas | ☐ Tensión ocular |
| ☐ Ansiedad | ☐ ____________ |

**Medidas de alivio**

| | |
|---|---|
| Medicación | |
| Agua | |
| Dormir | |
| Ejercicio | |
| Otros | |
| Otros | |

**Notas:** ______________________

## Libro de migraña

# Libro de migraña

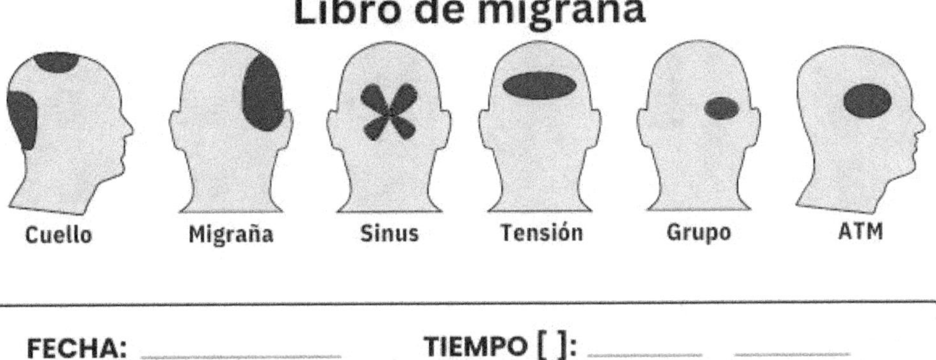


**FECHA:** _____________     **TIEMPO [ ]:** _____________     _____________

☐   ☐   ☐   ☐   ☐   ☐

## Intensidad del dolor

| 1 | 2 | 3 | 4 | 5 | 6 | 7 | 8 | 9 | 10 |
|---|---|---|---|---|---|---|---|---|---|

## Disparadores

☐ Hambre                          ☐ Insomnio

☐ Luces brillantes                ☐ Enfermedad

☐ Café                            ☐ Cansancio

☐ Estrés en el trabajo            ☐ Olores/ Aromas

☐ Estrés en casa                  ☐ Movimiento

☐ comidas salteadas               ☐ Tensión ocular

☐ Ansiedad                        ☐ _____________

## Medidas de alivio

| Medicación | |
|---|---|
| Agua | |
| Dormir | |
| Ejercicio | |
| Otros | |
| Otros | |

**Notas:** _______________________________________________

# Libro de migraña

# Libro de migraña

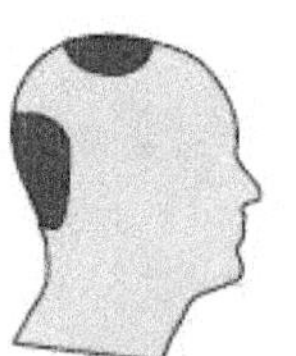

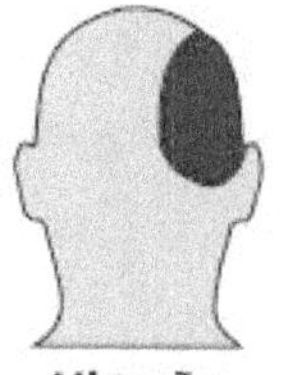

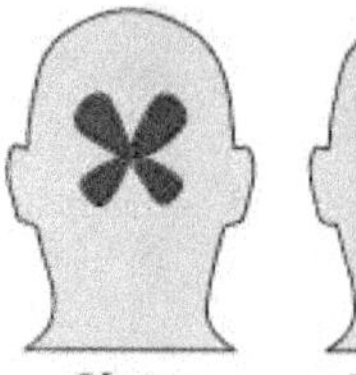

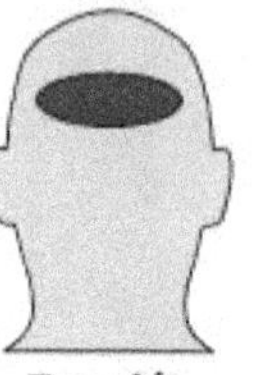

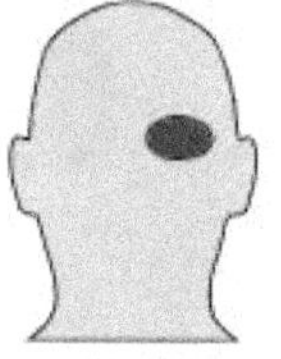

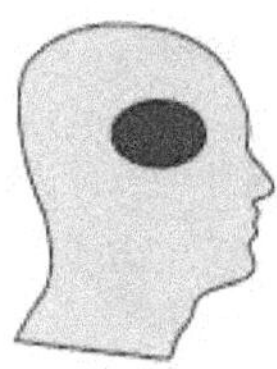

| Cuello | Migraña | Sinus | Tensión | Grupo | ATM |

**FECHA:** _______________     **TIEMPO [ ]:** _______________ _______________

☐ ☀    ☐ ⛅    ☐ 🌥    ☐ 🌦    ☐ 🌧    ☐ 🌨    🌡 _______

## Intensidad del dolor

| 1 | 2 | 3 | 4 | 5 | 6 | 7 | 8 | 9 | 10 |
|---|---|---|---|---|---|---|---|---|----|

## Disparadores

| | |
|---|---|
| ☐ Hambre | ☐ Insomnio |
| ☐ Luces brillantes | ☐ Enfermedad |
| ☐ Café | ☐ Cansancio |
| ☐ Estrés en el trabajo | ☐ Olores/ Aromas |
| ☐ Estrés en casa | ☐ Movimiento |
| ☐ comidas salteadas | ☐ Tensión ocular |
| ☐ Ansiedad | ☐ _______________ |

## Medidas de alivio

| Medicación | |
|---|---|
| Agua | |
| Dormir | |
| Ejercicio | |
| Otros | |
| Otros | |

**Notas:**

Libro de migraña

# Libro de migraña

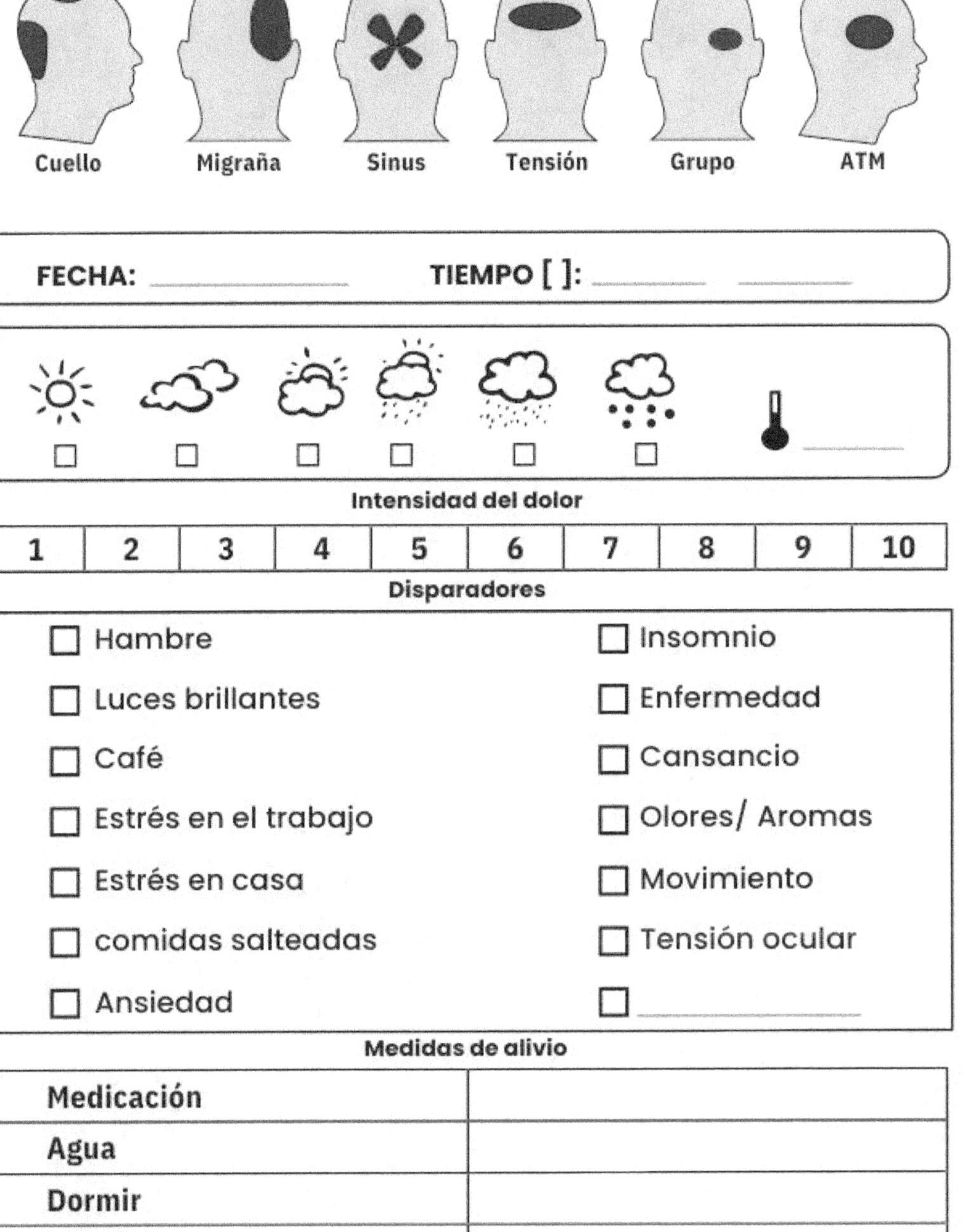



Libro de migraña

# Libro de migraña

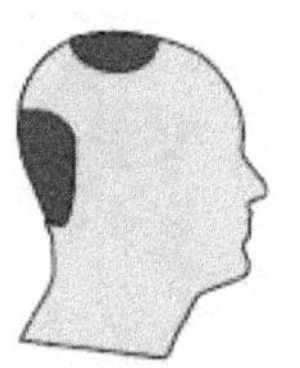 Cuello
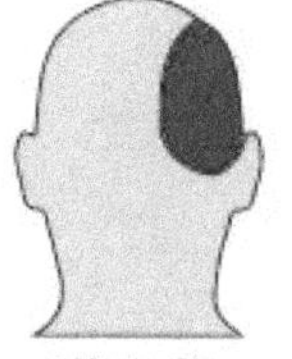 Migraña
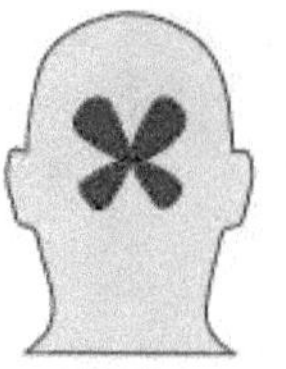 Sinus
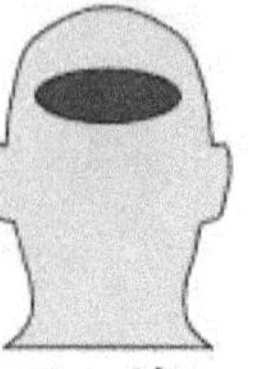 Tensión
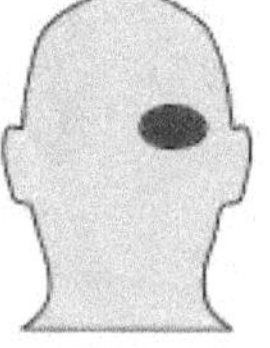 Grupo
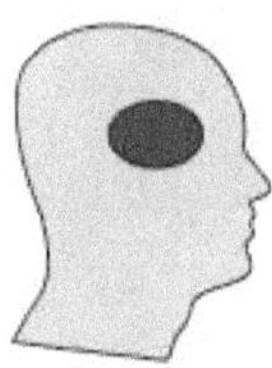 ATM

FECHA: _________________________    TIEMPO [ ]: _________________________

☐  ☐  ☐  ☐  ☐  ☐  🌡 _________

## Intensidad del dolor

| 1 | 2 | 3 | 4 | 5 | 6 | 7 | 8 | 9 | 10 |
|---|---|---|---|---|---|---|---|---|----|

## Disparadores

☐ Hambre                         ☐ Insomnio

☐ Luces brillantes               ☐ Enfermedad

☐ Café                           ☐ Cansancio

☐ Estrés en el trabajo           ☐ Olores/ Aromas

☐ Estrés en casa                 ☐ Movimiento

☐ comidas salteadas              ☐ Tensión ocular

☐ Ansiedad                       ☐ _________________

## Medidas de alivio

| Medicación | |
|---|---|
| Agua | |
| Dormir | |
| Ejercicio | |
| Otros | |
| Otros | |

Notas:

Libro de migraña

# Libro de migraña

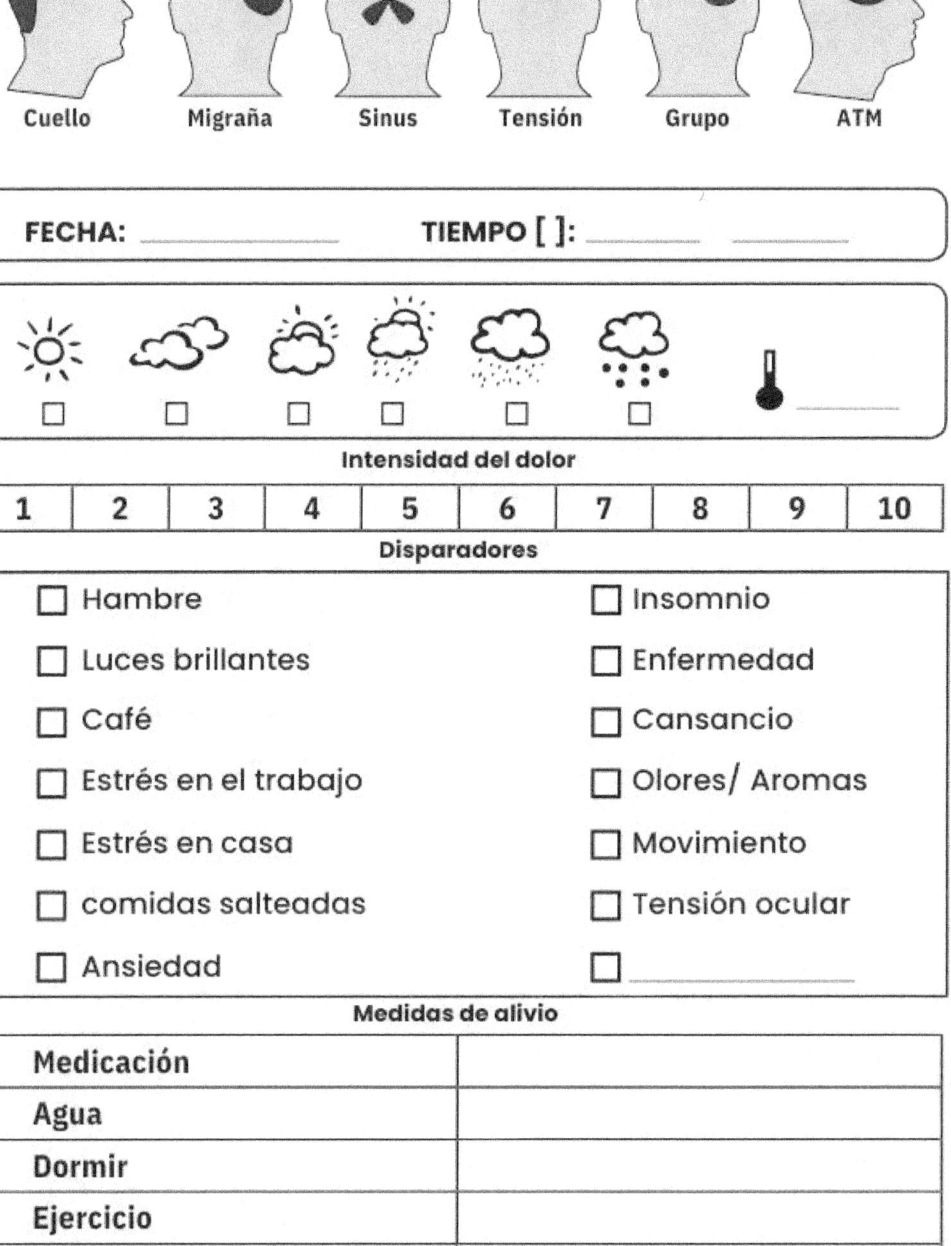




# Libro de migraña

# Libro de migraña

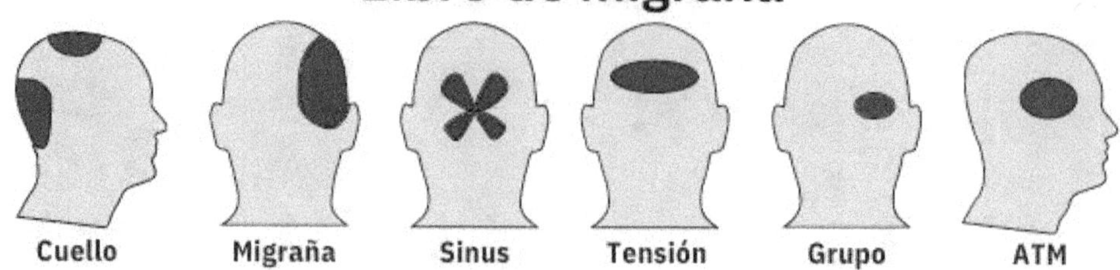



**FECHA:** ________________    **TIEMPO [ ]:** ________________

## Intensidad del dolor

| 1 | 2 | 3 | 4 | 5 | 6 | 7 | 8 | 9 | 10 |
|---|---|---|---|---|---|---|---|---|---|

### Disparadores

| | |
|---|---|
| ☐ Hambre | ☐ Insomnio |
| ☐ Luces brillantes | ☐ Enfermedad |
| ☐ Café | ☐ Cansancio |
| ☐ Estrés en el trabajo | ☐ Olores/ Aromas |
| ☐ Estrés en casa | ☐ Movimiento |
| ☐ comidas salteadas | ☐ Tensión ocular |
| ☐ Ansiedad | ☐ ________________ |

### Medidas de alivio

| | |
|---|---|
| **Medicación** | |
| **Agua** | |
| **Dormir** | |
| **Ejercicio** | |
| **Otros** | |
| **Otros** | |

**Notas:**

## Libro de migraña

# Libro de migraña

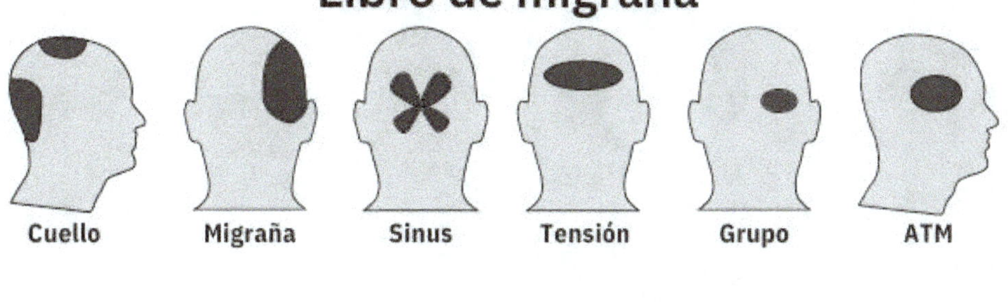



FECHA: ___________________     TIEMPO [ ]: ___________     ___________

☐   ☐   ☐   ☐   ☐   ☐   _____________

## Intensidad del dolor

| 1 | 2 | 3 | 4 | 5 | 6 | 7 | 8 | 9 | 10 |
|---|---|---|---|---|---|---|---|---|----|

## Disparadores

☐ Hambre                   ☐ Insomnio

☐ Luces brillantes         ☐ Enfermedad

☐ Café                     ☐ Cansancio

☐ Estrés en el trabajo     ☐ Olores/ Aromas

☐ Estrés en casa           ☐ Movimiento

☐ comidas salteadas        ☐ Tensión ocular

☐ Ansiedad                 ☐ _______________

## Medidas de alivio

| Medicación | |
|---|---|
| Agua | |
| Dormir | |
| Ejercicio | |
| Otros | |
| Otros | |

**Notas:** _______________________________________

# Libro de migraña

# Libro de migraña

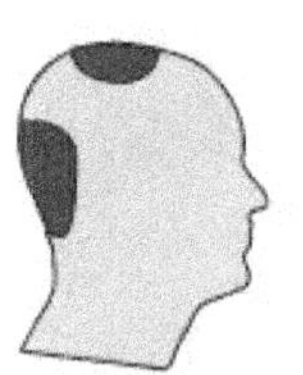 Cuello
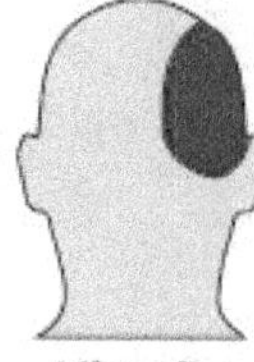 Migraña
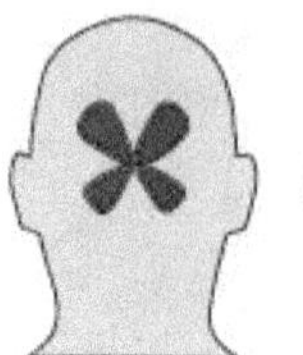 Sinus
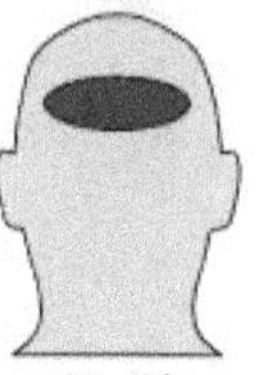 Tensión
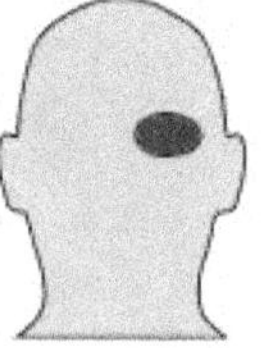 Grupo
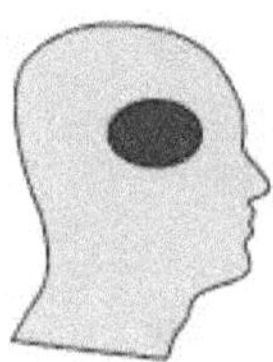 ATM

FECHA: _________________  TIEMPO [ ]: _________  _________

## Intensidad del dolor

| 1 | 2 | 3 | 4 | 5 | 6 | 7 | 8 | 9 | 10 |
|---|---|---|---|---|---|---|---|---|----|

## Disparadores

- ☐ Hambre
- ☐ Luces brillantes
- ☐ Café
- ☐ Estrés en el trabajo
- ☐ Estrés en casa
- ☐ comidas salteadas
- ☐ Ansiedad
- ☐ Insomnio
- ☐ Enfermedad
- ☐ Cansancio
- ☐ Olores/ Aromas
- ☐ Movimiento
- ☐ Tensión ocular
- ☐ _______________

## Medidas de alivio

| Medicación | |
|---|---|
| Agua | |
| Dormir | |
| Ejercicio | |
| Otros | |
| Otros | |

Notas:

Libro de migraña

# Libro de migraña

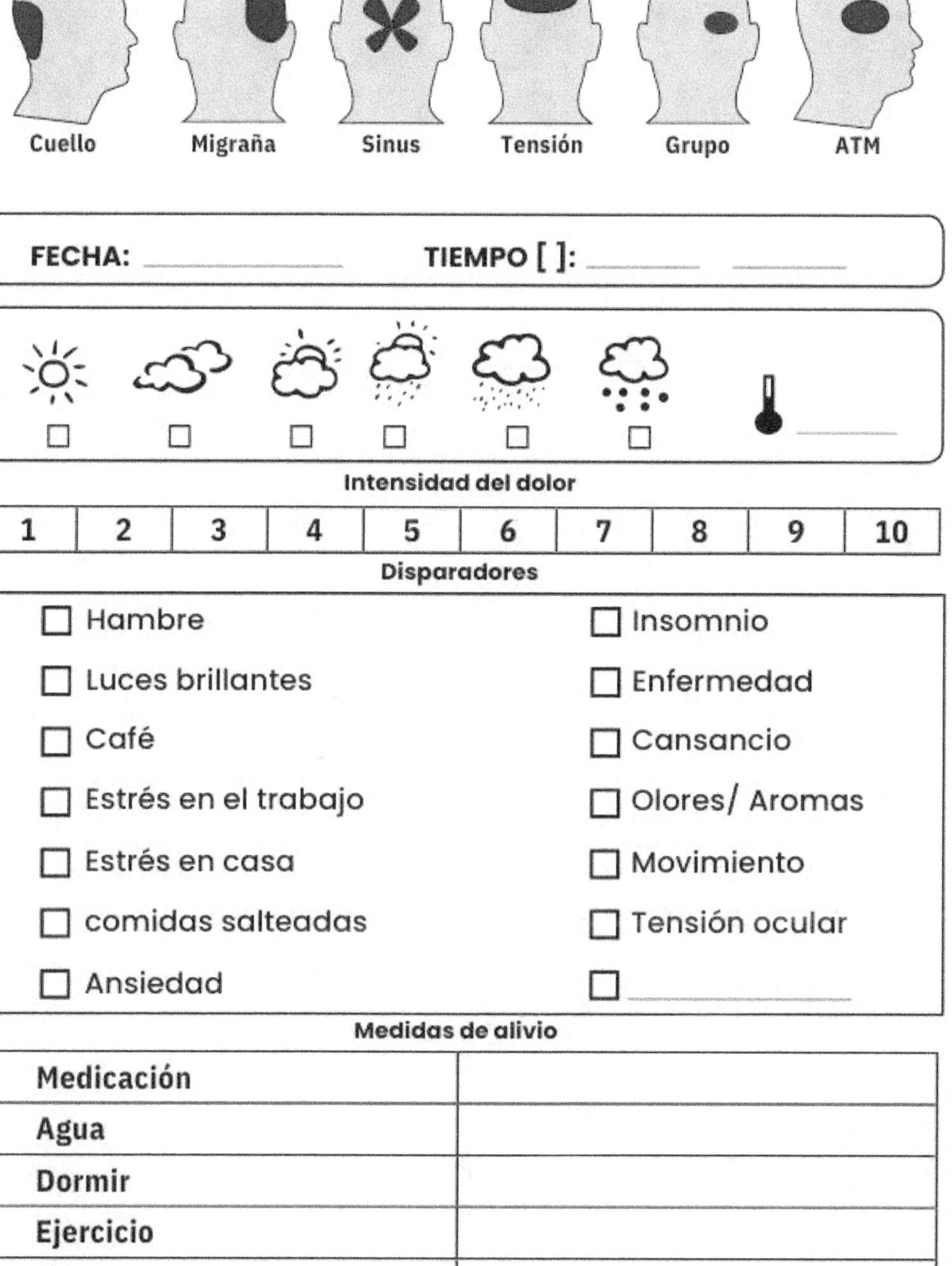


Libro de migraña

# Libro de migraña

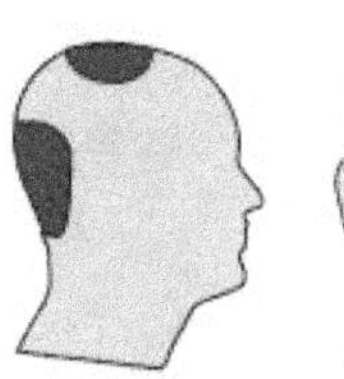 Cuello    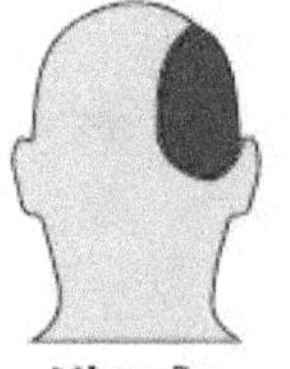 Migraña    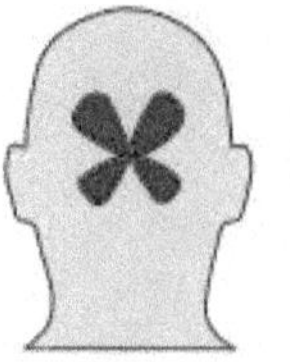 Sinus    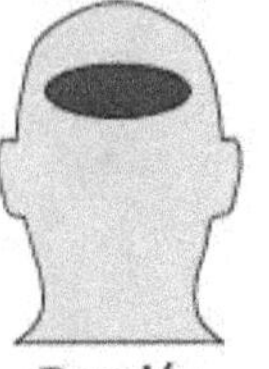 Tensión    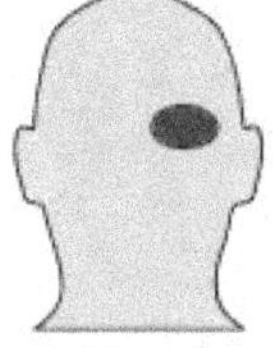 Grupo    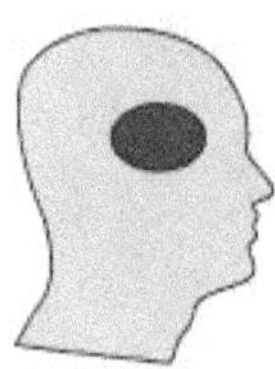 ATM

FECHA: _____________ TIEMPO [ ]: _____________ _____________

☐ ☐ ☐ ☐ ☐ ☐

## Intensidad del dolor

| 1 | 2 | 3 | 4 | 5 | 6 | 7 | 8 | 9 | 10 |
|---|---|---|---|---|---|---|---|---|----|

## Disparadores

☐ Hambre      ☐ Insomnio

☐ Luces brillantes      ☐ Enfermedad

☐ Café      ☐ Cansancio

☐ Estrés en el trabajo      ☐ Olores/ Aromas

☐ Estrés en casa      ☐ Movimiento

☐ comidas salteadas      ☐ Tensión ocular

☐ Ansiedad      ☐ _____________

## Medidas de alivio

| Medicación | |
|---|---|
| Agua | |
| Dormir | |
| Ejercicio | |
| Otros | |
| Otros | |

Notas: _____________


# Libro de migraña

# Libro de migraña

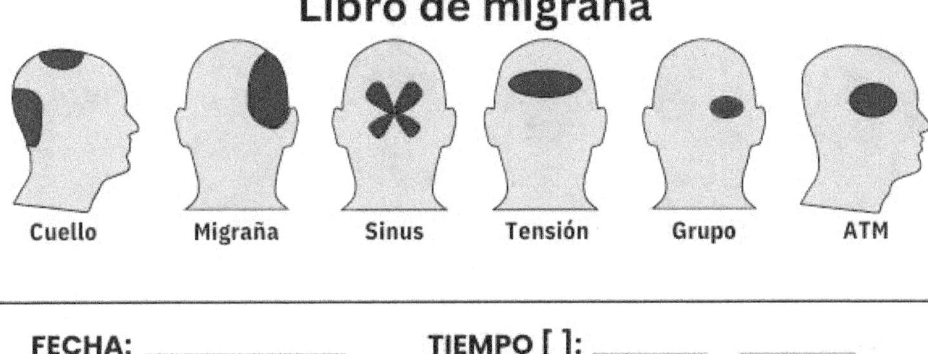



**FECHA:** _______________      **TIEMPO [ ]:** _______________   _______________

☐   ☐   ☐   ☐   ☐   ☐        🌡 _______________

## Intensidad del dolor

| 1 | 2 | 3 | 4 | 5 | 6 | 7 | 8 | 9 | 10 |
|---|---|---|---|---|---|---|---|---|----|

## Disparadores

| | |
|---|---|
| ☐ Hambre | ☐ Insomnio |
| ☐ Luces brillantes | ☐ Enfermedad |
| ☐ Café | ☐ Cansancio |
| ☐ Estrés en el trabajo | ☐ Olores/ Aromas |
| ☐ Estrés en casa | ☐ Movimiento |
| ☐ comidas salteadas | ☐ Tensión ocular |
| ☐ Ansiedad | ☐ _______________ |

## Medidas de alivio

| | |
|---|---|
| **Medicación** | |
| **Agua** | |
| **Dormir** | |
| **Ejercicio** | |
| **Otros** | |
| **Otros** | |

**Notas:**

Libro de migraña

# Libro de migraña

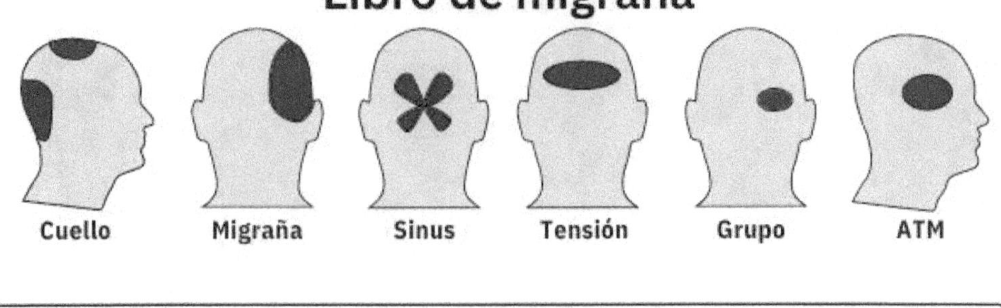


FECHA: ___________________     TIEMPO [ ]: ___________________

## Intensidad del dolor

| 1 | 2 | 3 | 4 | 5 | 6 | 7 | 8 | 9 | 10 |
|---|---|---|---|---|---|---|---|---|----|

## Disparadores

| | |
|---|---|
| ☐ Hambre | ☐ Insomnio |
| ☐ Luces brillantes | ☐ Enfermedad |
| ☐ Café | ☐ Cansancio |
| ☐ Estrés en el trabajo | ☐ Olores/ Aromas |
| ☐ Estrés en casa | ☐ Movimiento |
| ☐ comidas salteadas | ☐ Tensión ocular |
| ☐ Ansiedad | ☐ ___________ |

## Medidas de alivio

| | |
|---|---|
| **Medicación** | |
| **Agua** | |
| **Dormir** | |
| **Ejercicio** | |
| **Otros** | |
| **Otros** | |

Notas: ___________________


# Libro de migraña

# Libro de migraña

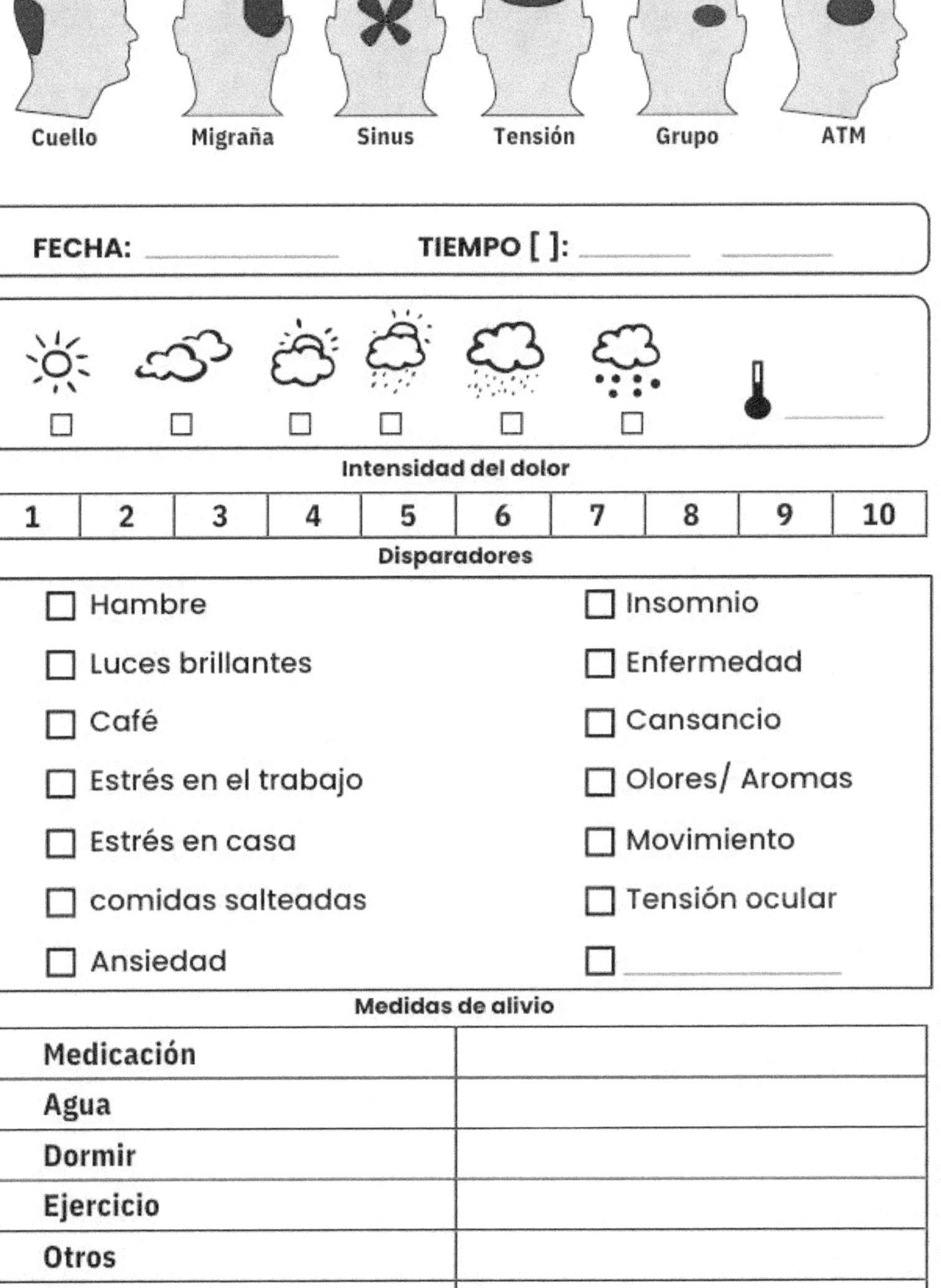



## Libro de migraña

# Libro de migraña

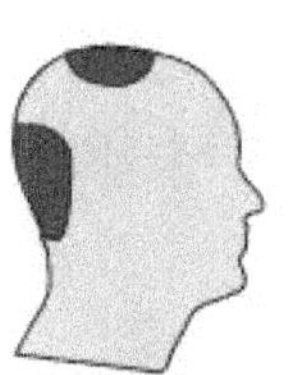 Cuello    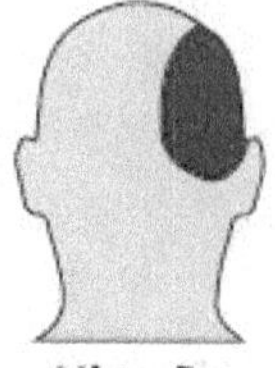 Migraña    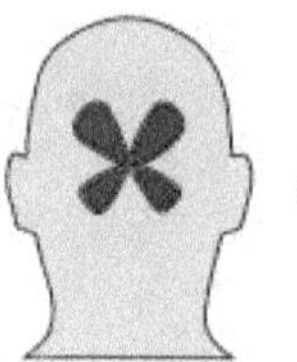 Sinus    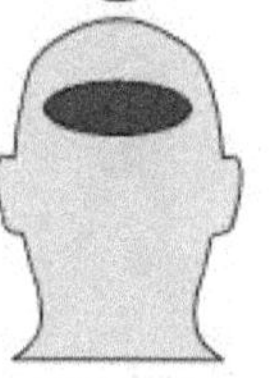 Tensión    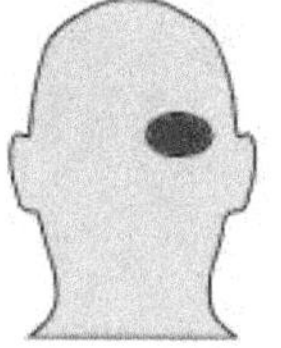 Grupo    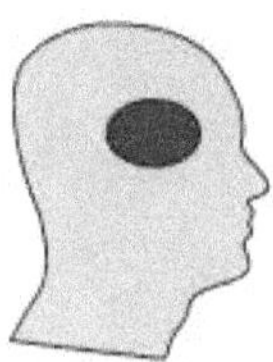 ATM

FECHA: _______________________  TIEMPO [ ]: ____________  ____________

## Intensidad del dolor

| 1 | 2 | 3 | 4 | 5 | 6 | 7 | 8 | 9 | 10 |
|---|---|---|---|---|---|---|---|---|----|

## Disparadores

- ☐ Hambre
- ☐ Luces brillantes
- ☐ Café
- ☐ Estrés en el trabajo
- ☐ Estrés en casa
- ☐ comidas salteadas
- ☐ Ansiedad
- ☐ Insomnio
- ☐ Enfermedad
- ☐ Cansancio
- ☐ Olores/ Aromas
- ☐ Movimiento
- ☐ Tensión ocular
- ☐ _______________

## Medidas de alivio

| | |
|---|---|
| **Medicación** | |
| **Agua** | |
| **Dormir** | |
| **Ejercicio** | |
| **Otros** | |
| **Otros** | |

Notas:

Libro de migraña

# Libro de migraña

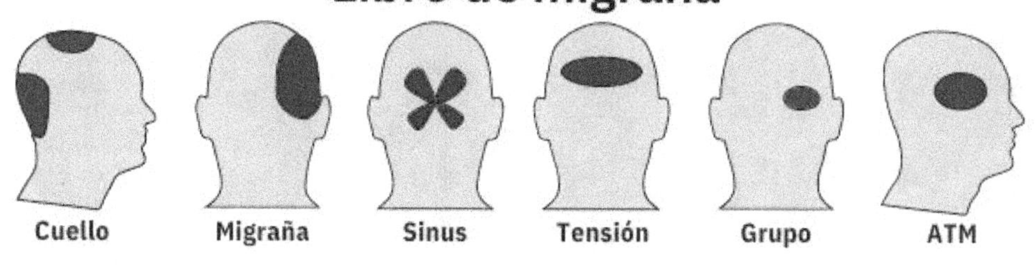


FECHA: ________________    TIEMPO [ ]: ________________

**Intensidad del dolor**

| 1 | 2 | 3 | 4 | 5 | 6 | 7 | 8 | 9 | 10 |
|---|---|---|---|---|---|---|---|---|---|

**Disparadores**

- ☐ Hambre
- ☐ Luces brillantes
- ☐ Café
- ☐ Estrés en el trabajo
- ☐ Estrés en casa
- ☐ comidas salteadas
- ☐ Ansiedad
- ☐ Insomnio
- ☐ Enfermedad
- ☐ Cansancio
- ☐ Olores/ Aromas
- ☐ Movimiento
- ☐ Tensión ocular
- ☐ ________________

**Medidas de alivio**

| | |
|---|---|
| Medicación | |
| Agua | |
| Dormir | |
| Ejercicio | |
| Otros | |
| Otros | |

Notas:

Libro de migraña

# Libro de migraña

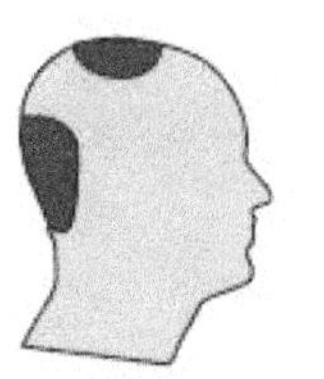
**Cuello**

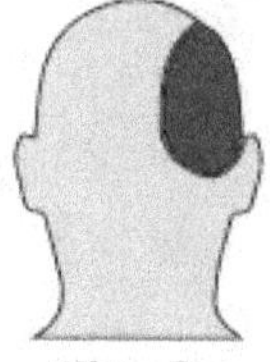
**Migraña**

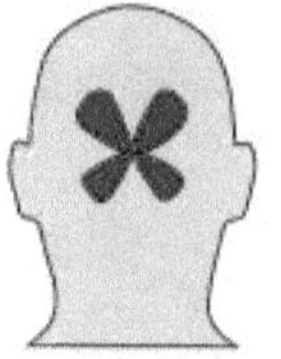
**Sinus**

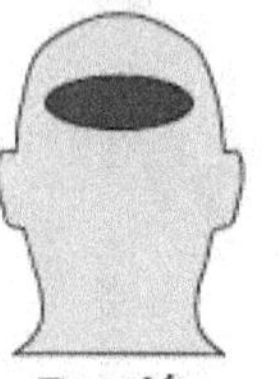
**Tensión**

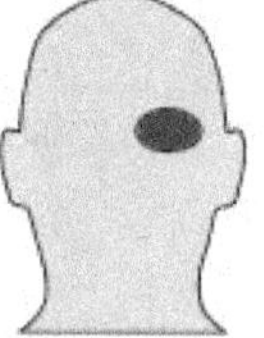
**Grupo**

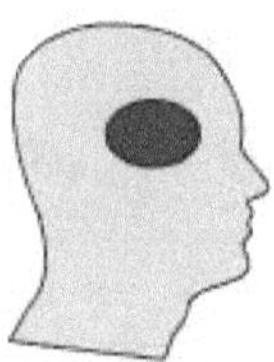
**ATM**

**FECHA:** ______________    **TIEMPO [ ]:** ______________ ______________

☀ ☐   ⛅ ☐   🌤 ☐   🌦 ☐   🌧 ☐   🌨 ☐   🌡 ______________

## Intensidad del dolor

| 1 | 2 | 3 | 4 | 5 | 6 | 7 | 8 | 9 | 10 |
|---|---|---|---|---|---|---|---|---|----|

## Disparadores

☐ Hambre            ☐ Insomnio

☐ Luces brillantes  ☐ Enfermedad

☐ Café              ☐ Cansancio

☐ Estrés en el trabajo   ☐ Olores/ Aromas

☐ Estrés en casa    ☐ Movimiento

☐ comidas salteadas ☐ Tensión ocular

☐ Ansiedad          ☐ ______________

## Medidas de alivio

| | |
|---|---|
| **Medicación** | |
| **Agua** | |
| **Dormir** | |
| **Ejercicio** | |
| **Otros** | |
| **Otros** | |

**Notas:** ______________

Libro de migraña

# Libro de migraña

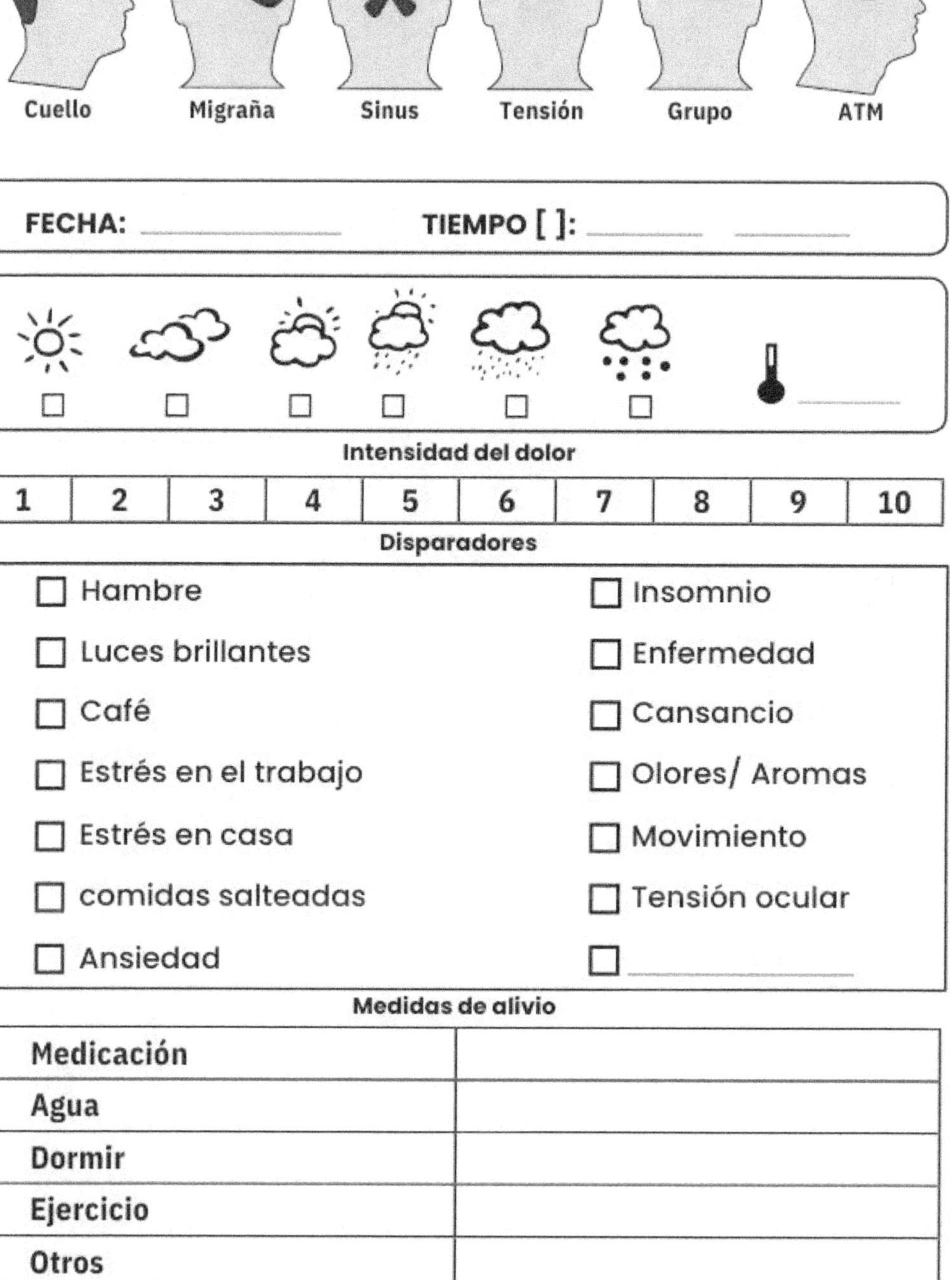



Notas:

Libro de migraña

# Libro de migraña

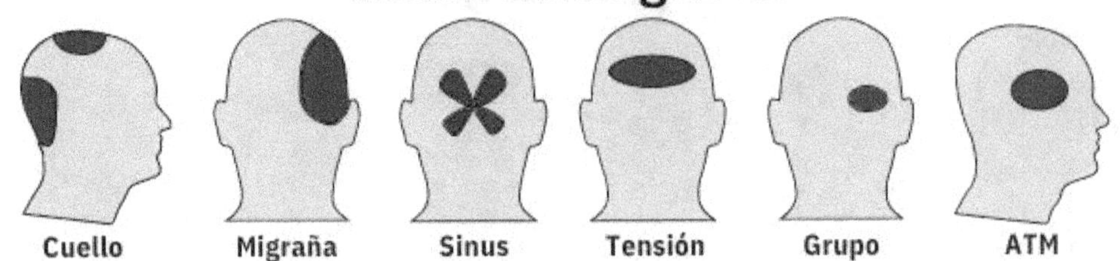



**FECHA:** _______________________     **TIEMPO [ ]:** _______________     _______________

## Intensidad del dolor

| 1 | 2 | 3 | 4 | 5 | 6 | 7 | 8 | 9 | 10 |
|---|---|---|---|---|---|---|---|---|----|

## Disparadores

| | |
|---|---|
| ☐ Hambre | ☐ Insomnio |
| ☐ Luces brillantes | ☐ Enfermedad |
| ☐ Café | ☐ Cansancio |
| ☐ Estrés en el trabajo | ☐ Olores/ Aromas |
| ☐ Estrés en casa | ☐ Movimiento |
| ☐ comidas salteadas | ☐ Tensión ocular |
| ☐ Ansiedad | ☐ _______________ |

## Medidas de alivio

| | |
|---|---|
| **Medicación** | |
| **Agua** | |
| **Dormir** | |
| **Ejercicio** | |
| **Otros** | |
| **Otros** | |

**Notas:** _______________________________________________

# Libro de migraña

# Libro de migraña

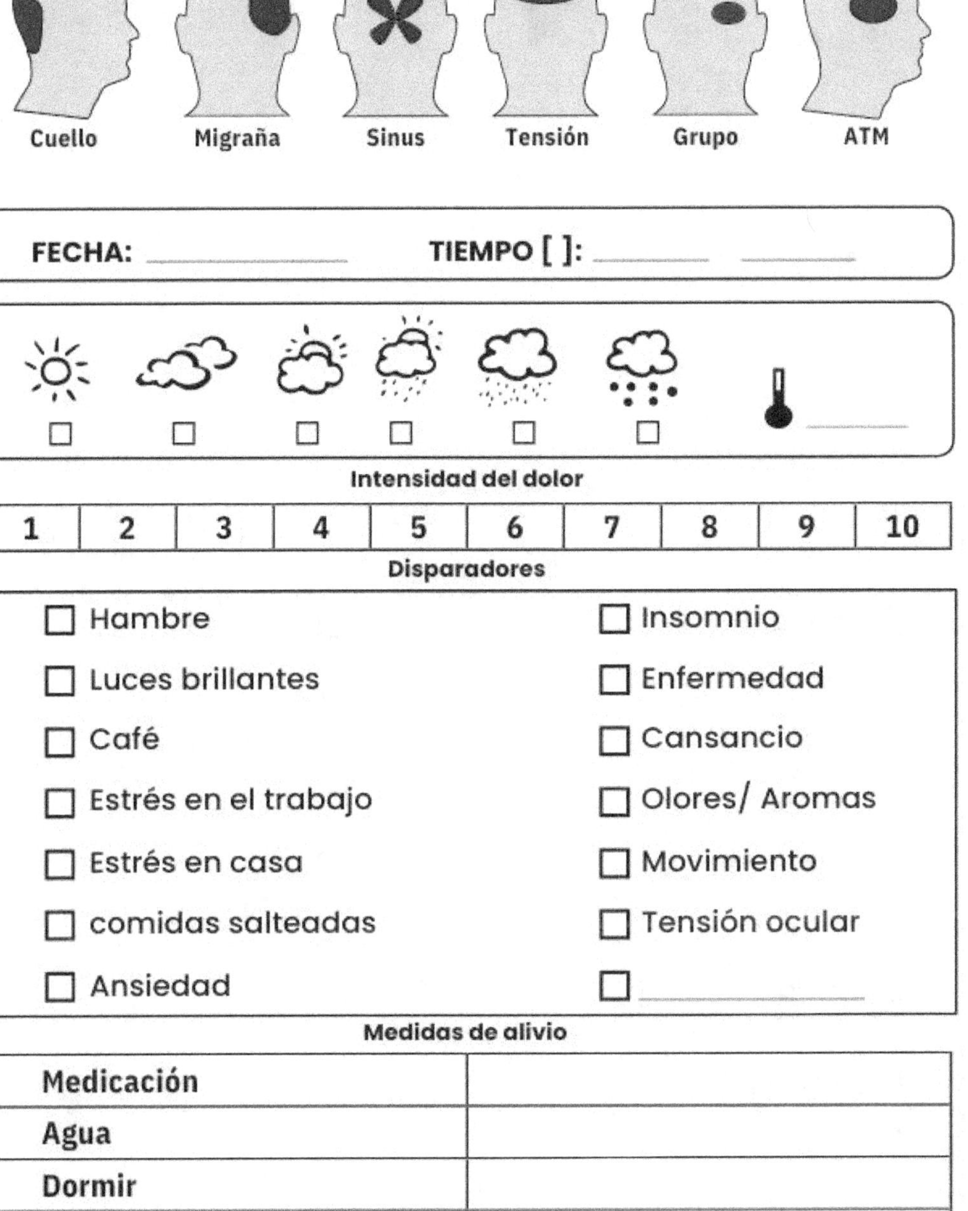



### Medidas de alivio

| | |
|---|---|
| Medicación | |
| Agua | |
| Dormir | |
| Ejercicio | |
| Otros | |
| Otros | |

Notas: _______________

Libro de migraña

# Libro de migraña

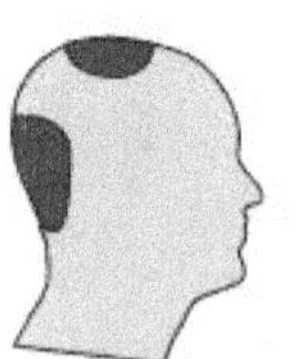 Cuello
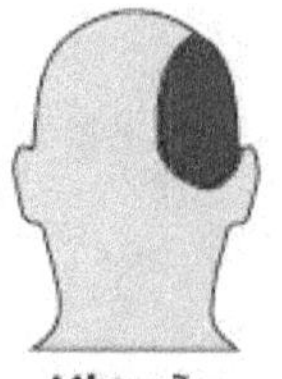 Migraña
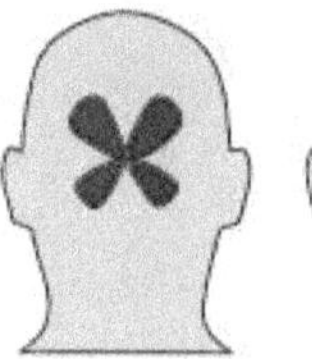 Sinus
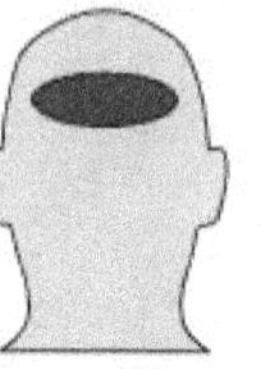 Tensión
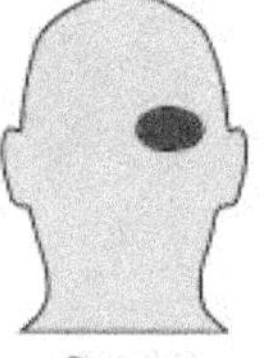 Grupo
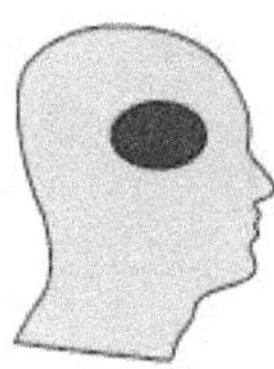 ATM

FECHA: _________________  TIEMPO [ ]: _________  _________

□  □  □  □  □  □

## Intensidad del dolor

| 1 | 2 | 3 | 4 | 5 | 6 | 7 | 8 | 9 | 10 |
|---|---|---|---|---|---|---|---|---|----|

### Disparadores

□ Hambre                   □ Insomnio

□ Luces brillantes         □ Enfermedad

□ Café                     □ Cansancio

□ Estrés en el trabajo     □ Olores/ Aromas

□ Estrés en casa           □ Movimiento

□ comidas salteadas        □ Tensión ocular

□ Ansiedad                 □ _______________

### Medidas de alivio

| Medicación | |
|------------|--|
| Agua | |
| Dormir | |
| Ejercicio | |
| Otros | |
| Otros | |

Notas: _______________

Libro de migraña

# Libro de migraña

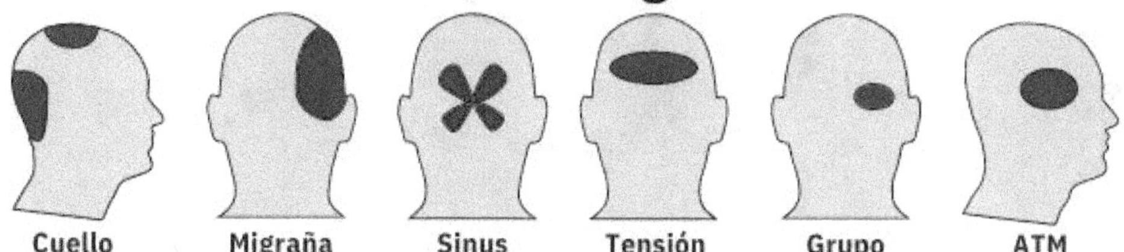


**FECHA:** _______________          **TIEMPO [ ]:** _______________

☐   ☐   ☐   ☐   ☐   ☐

## Intensidad del dolor

| 1 | 2 | 3 | 4 | 5 | 6 | 7 | 8 | 9 | 10 |
|---|---|---|---|---|---|---|---|---|----|

## Disparadores

| | |
|---|---|
| ☐ Hambre | ☐ Insomnio |
| ☐ Luces brillantes | ☐ Enfermedad |
| ☐ Café | ☐ Cansancio |
| ☐ Estrés en el trabajo | ☐ Olores/ Aromas |
| ☐ Estrés en casa | ☐ Movimiento |
| ☐ comidas salteadas | ☐ Tensión ocular |
| ☐ Ansiedad | ☐ _______________ |

## Medidas de alivio

| | |
|---|---|
| **Medicación** | |
| **Agua** | |
| **Dormir** | |
| **Ejercicio** | |
| **Otros** | |
| **Otros** | |

**Notas:**


# Libro de migraña

# Libro de migraña

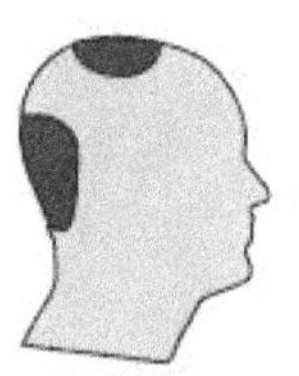 Cuello
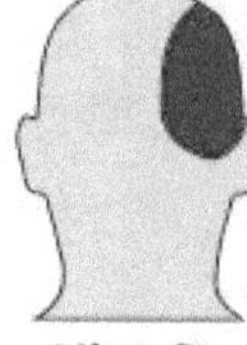 Migraña
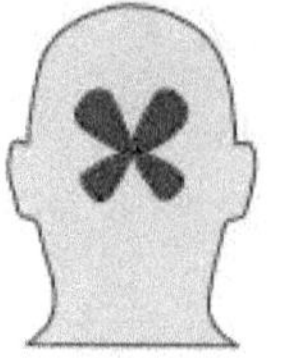 Sinus
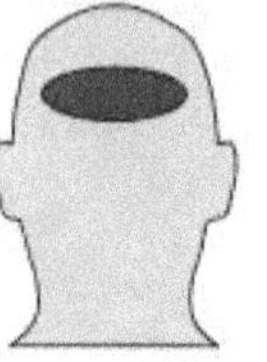 Tensión
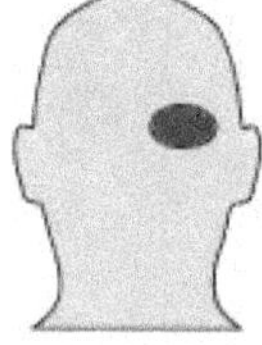 Grupo
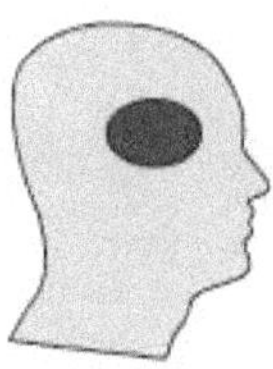 ATM

FECHA: _________________     TIEMPO [ ]: _________  _________

☐   ☐   ☐   ☐   ☐   ☐   🌡 _________

## Intensidad del dolor

| 1 | 2 | 3 | 4 | 5 | 6 | 7 | 8 | 9 | 10 |
|---|---|---|---|---|---|---|---|---|----|

## Disparadores

☐ Hambre                ☐ Insomnio

☐ Luces brillantes      ☐ Enfermedad

☐ Café                  ☐ Cansancio

☐ Estrés en el trabajo  ☐ Olores/ Aromas

☐ Estrés en casa        ☐ Movimiento

☐ comidas salteadas     ☐ Tensión ocular

☐ Ansiedad              ☐ _______________

## Medidas de alivio

| Medicación | |
|---|---|
| Agua | |
| Dormir | |
| Ejercicio | |
| Otros | |
| Otros | |

Notas: _________________________________


# Libro de migraña

# Libro de migraña

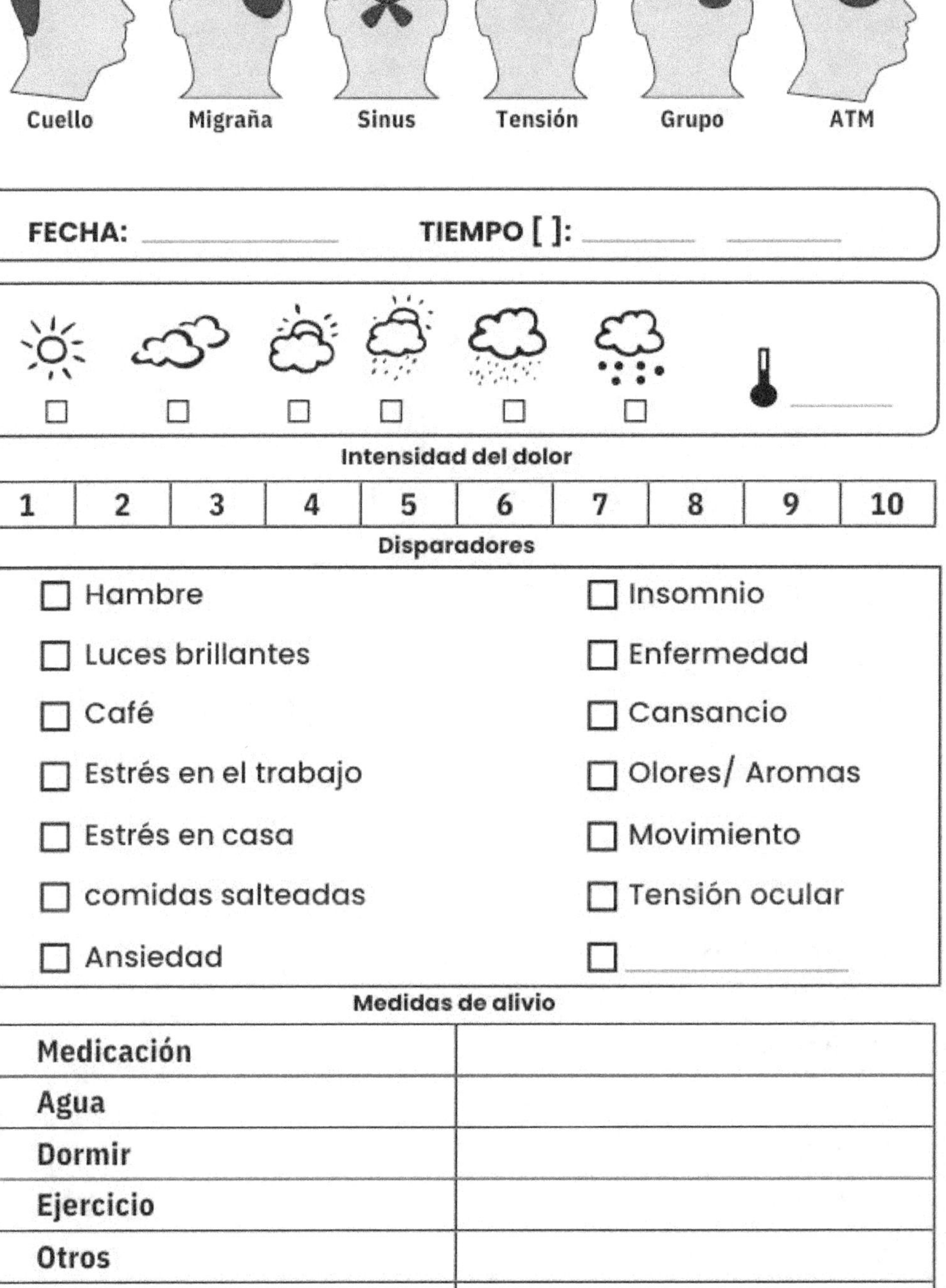



Libro de migraña

# Libro de migraña

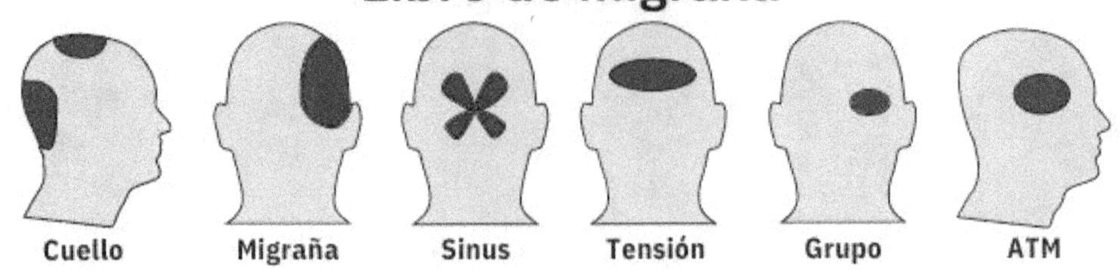


FECHA: _______________________     TIEMPO [ ]: _______________________

## Intensidad del dolor

| 1 | 2 | 3 | 4 | 5 | 6 | 7 | 8 | 9 | 10 |
|---|---|---|---|---|---|---|---|---|----|

## Disparadores

- ☐ Hambre
- ☐ Luces brillantes
- ☐ Café
- ☐ Estrés en el trabajo
- ☐ Estrés en casa
- ☐ comidas salteadas
- ☐ Ansiedad

- ☐ Insomnio
- ☐ Enfermedad
- ☐ Cansancio
- ☐ Olores/ Aromas
- ☐ Movimiento
- ☐ Tensión ocular
- ☐ _______________

## Medidas de alivio

| Medicación | |
|---|---|
| Agua | |
| Dormir | |
| Ejercicio | |
| Otros | |
| Otros | |

Notas:

# Libro de migraña

# Libro de migraña

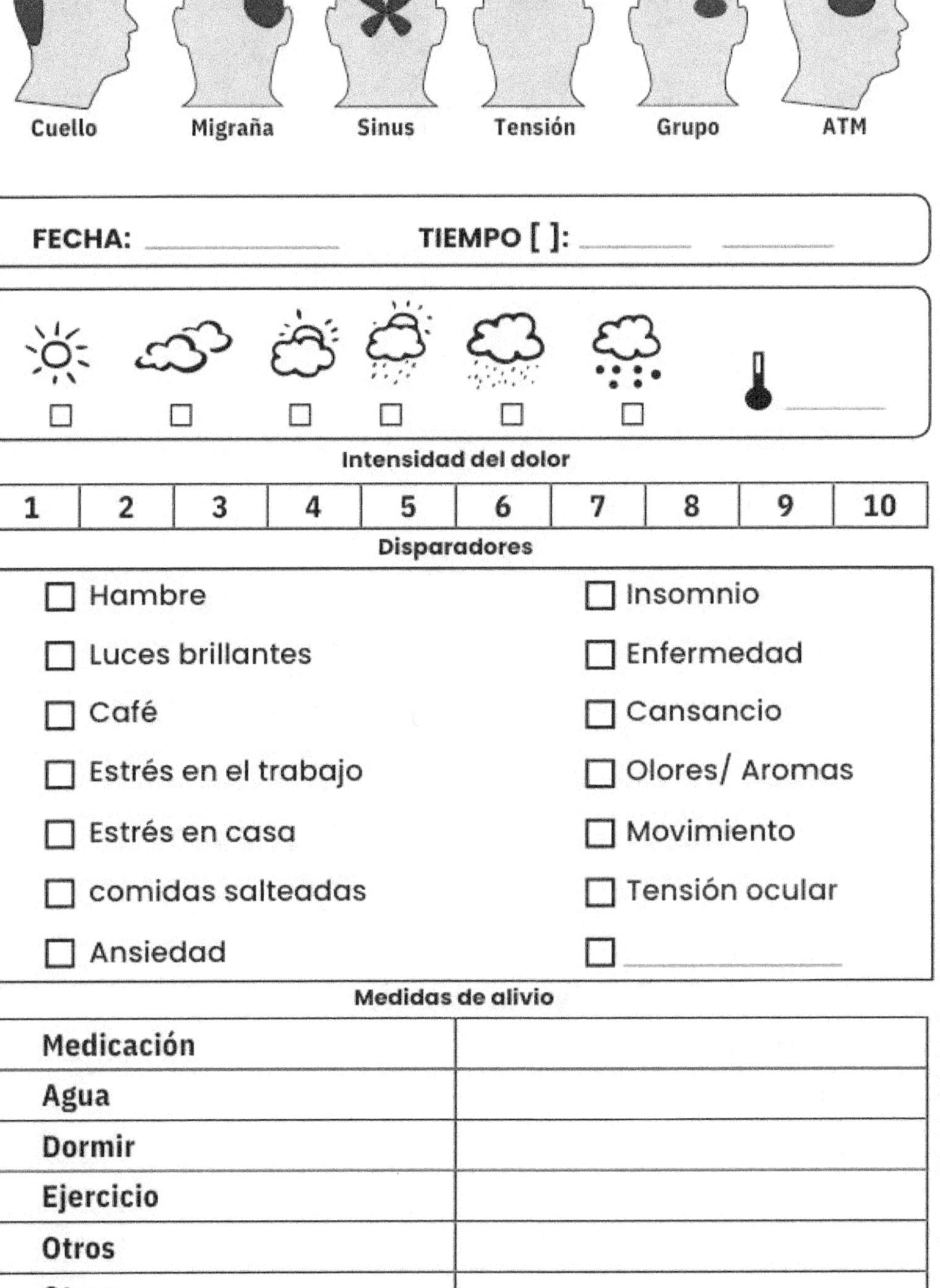


Libro de migraña

# Libro de migraña

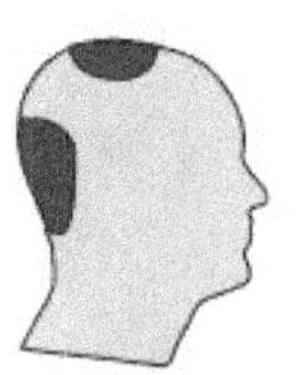 Cuello
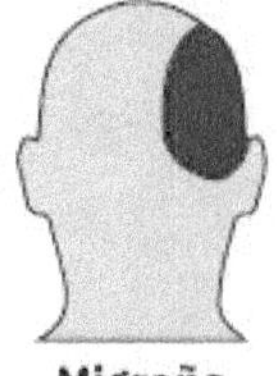 Migraña
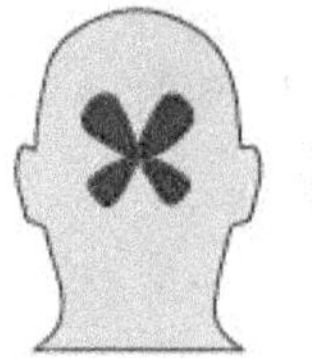 Sinus
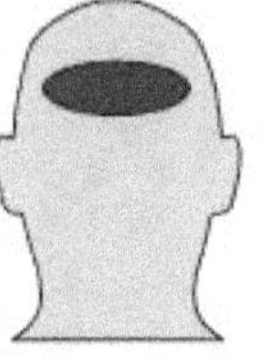 Tensión
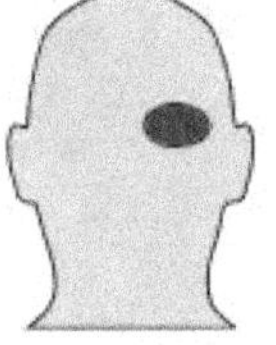 Grupo
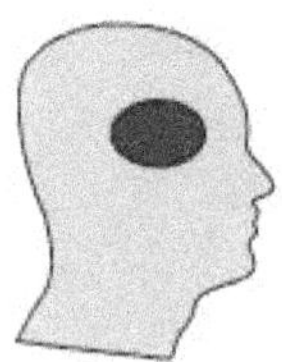 ATM

FECHA: _______________     TIEMPO [ ]: _______________

☐  ☐  ☐  ☐  ☐  ☐  🌡 _______

## Intensidad del dolor

| 1 | 2 | 3 | 4 | 5 | 6 | 7 | 8 | 9 | 10 |
|---|---|---|---|---|---|---|---|---|----|

## Disparadores

| | |
|---|---|
| ☐ Hambre | ☐ Insomnio |
| ☐ Luces brillantes | ☐ Enfermedad |
| ☐ Café | ☐ Cansancio |
| ☐ Estrés en el trabajo | ☐ Olores/ Aromas |
| ☐ Estrés en casa | ☐ Movimiento |
| ☐ comidas salteadas | ☐ Tensión ocular |
| ☐ Ansiedad | ☐ _______________ |

## Medidas de alivio

| | |
|---|---|
| **Medicación** | |
| **Agua** | |
| **Dormir** | |
| **Ejercicio** | |
| **Otros** | |
| **Otros** | |

Notas: _______________

Libro de migraña

# Libro de migraña

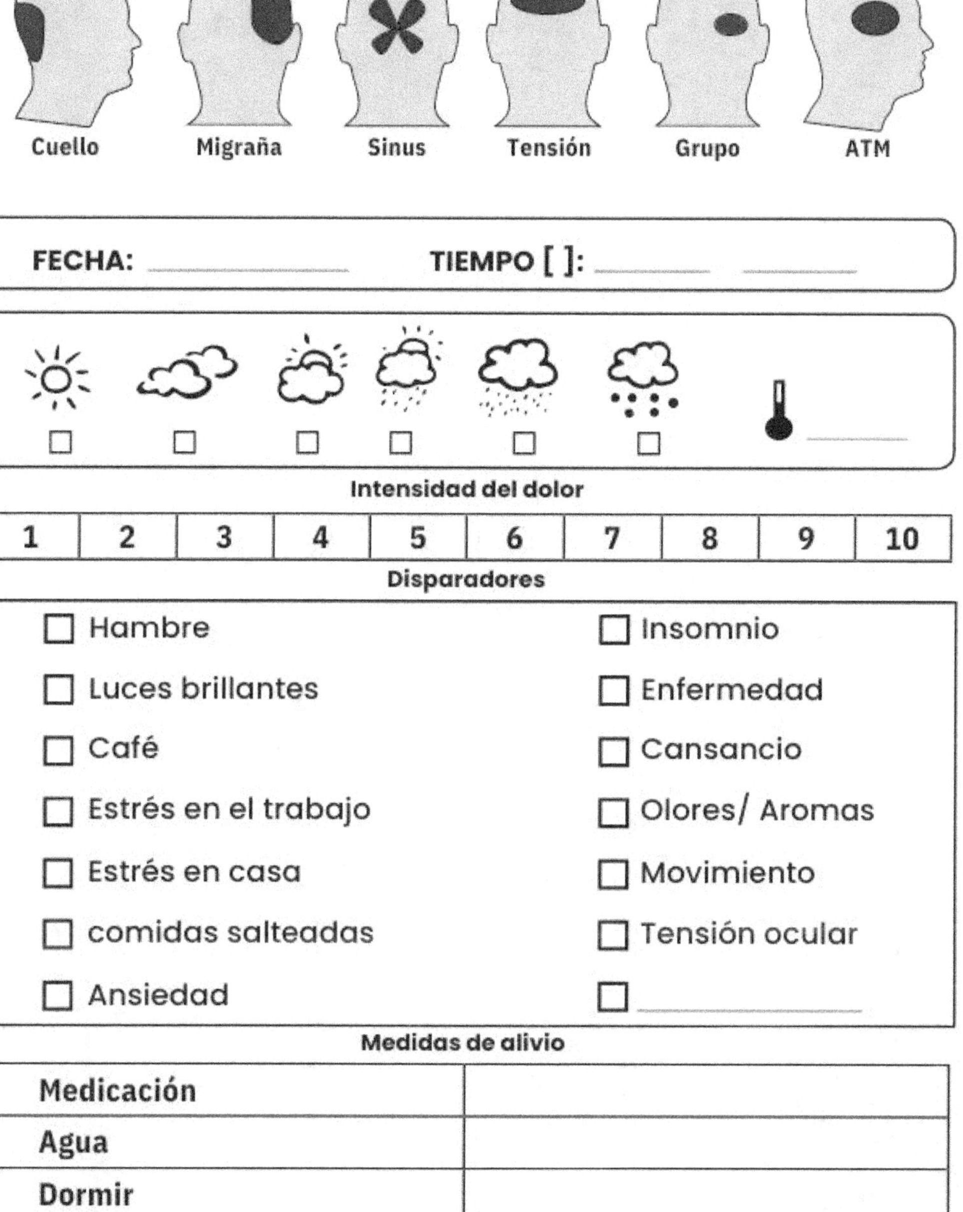



**FECHA:** _______________     **TIEMPO [ ]:** _______________

## Intensidad del dolor

| 1 | 2 | 3 | 4 | 5 | 6 | 7 | 8 | 9 | 10 |
|---|---|---|---|---|---|---|---|---|----|

## Disparadores

| | |
|---|---|
| ☐ Hambre | ☐ Insomnio |
| ☐ Luces brillantes | ☐ Enfermedad |
| ☐ Café | ☐ Cansancio |
| ☐ Estrés en el trabajo | ☐ Olores/ Aromas |
| ☐ Estrés en casa | ☐ Movimiento |
| ☐ comidas salteadas | ☐ Tensión ocular |
| ☐ Ansiedad | ☐ _______________ |

## Medidas de alivio

| Medicación | |
|---|---|
| Agua | |
| Dormir | |
| Ejercicio | |
| Otros | |
| Otros | |

**Notas:** _______________

# Libro de migraña

# Libro de migraña

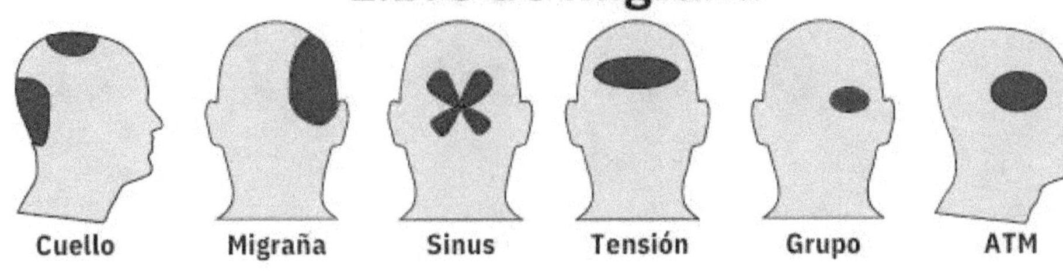


FECHA: _______________________     TIEMPO [ ]: _______________________

## Intensidad del dolor

| 1 | 2 | 3 | 4 | 5 | 6 | 7 | 8 | 9 | 10 |
|---|---|---|---|---|---|---|---|---|----|

## Disparadores

| | |
|---|---|
| ☐ Hambre | ☐ Insomnio |
| ☐ Luces brillantes | ☐ Enfermedad |
| ☐ Café | ☐ Cansancio |
| ☐ Estrés en el trabajo | ☐ Olores/ Aromas |
| ☐ Estrés en casa | ☐ Movimiento |
| ☐ comidas salteadas | ☐ Tensión ocular |
| ☐ Ansiedad | ☐ _______________ |

## Medidas de alivio

| | |
|---|---|
| **Medicación** | |
| **Agua** | |
| **Dormir** | |
| **Ejercicio** | |
| **Otros** | |
| **Otros** | |

Notas: _______________

Libro de migraña

# Libro de migraña

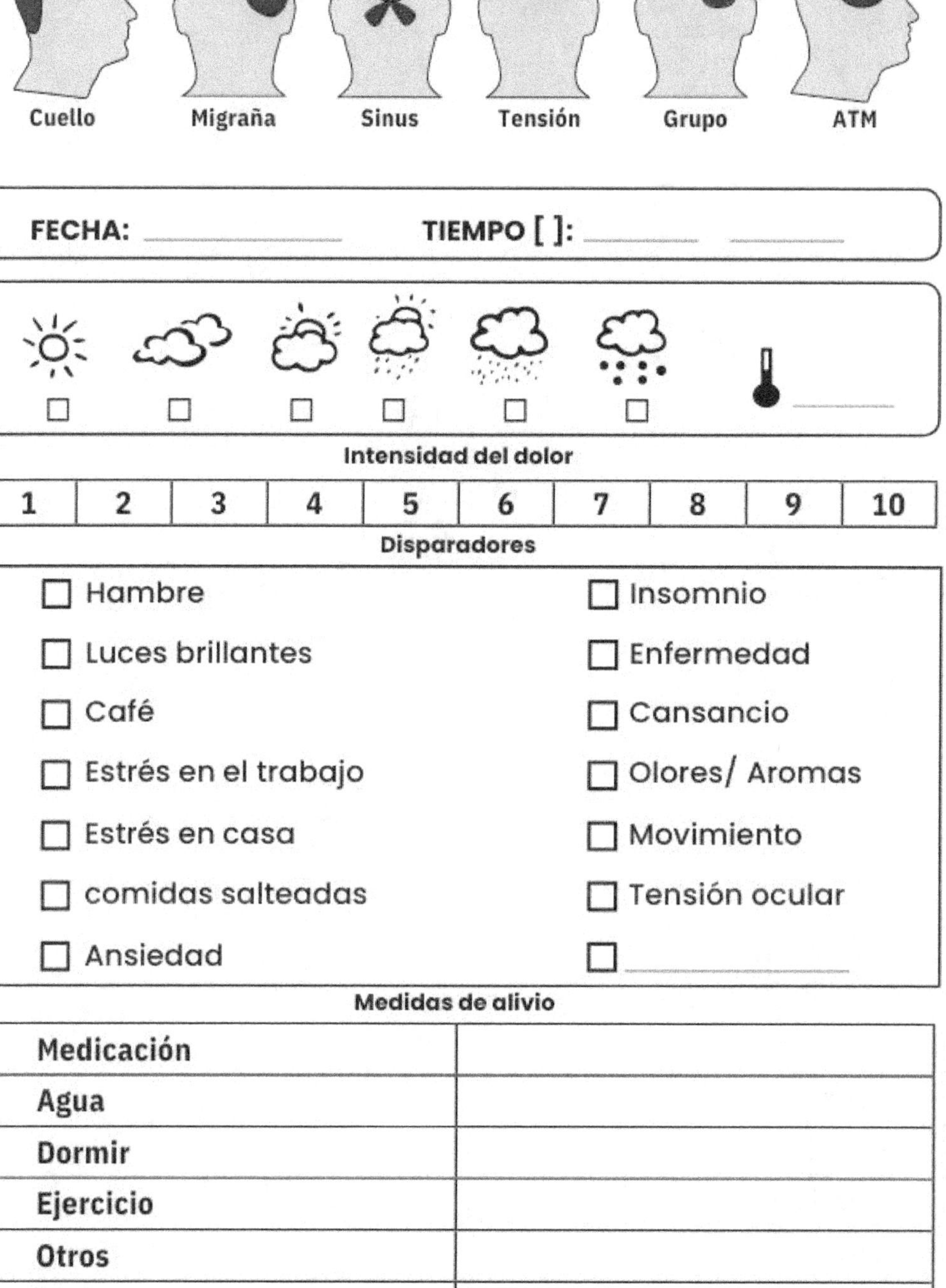



Libro de migraña

# Libro de migraña

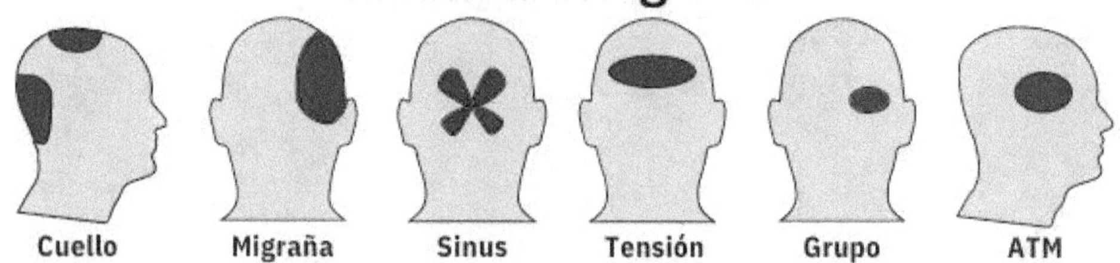


FECHA: ________________     TIEMPO [ ]: ____________________

☐   ☐   ☐   ☐   ☐   ☐

**Intensidad del dolor**

| 1 | 2 | 3 | 4 | 5 | 6 | 7 | 8 | 9 | 10 |
|---|---|---|---|---|---|---|---|---|----|

**Disparadores**

☐ Hambre                    ☐ Insomnio

☐ Luces brillantes          ☐ Enfermedad

☐ Café                      ☐ Cansancio

☐ Estrés en el trabajo      ☐ Olores/ Aromas

☐ Estrés en casa            ☐ Movimiento

☐ comidas salteadas         ☐ Tensión ocular

☐ Ansiedad                  ☐ ________________

**Medidas de alivio**

| Medicación | |
|---|---|
| Agua | |
| Dormir | |
| Ejercicio | |
| Otros | |
| Otros | |

Notas:

# Libro de migraña

# Libro de migraña

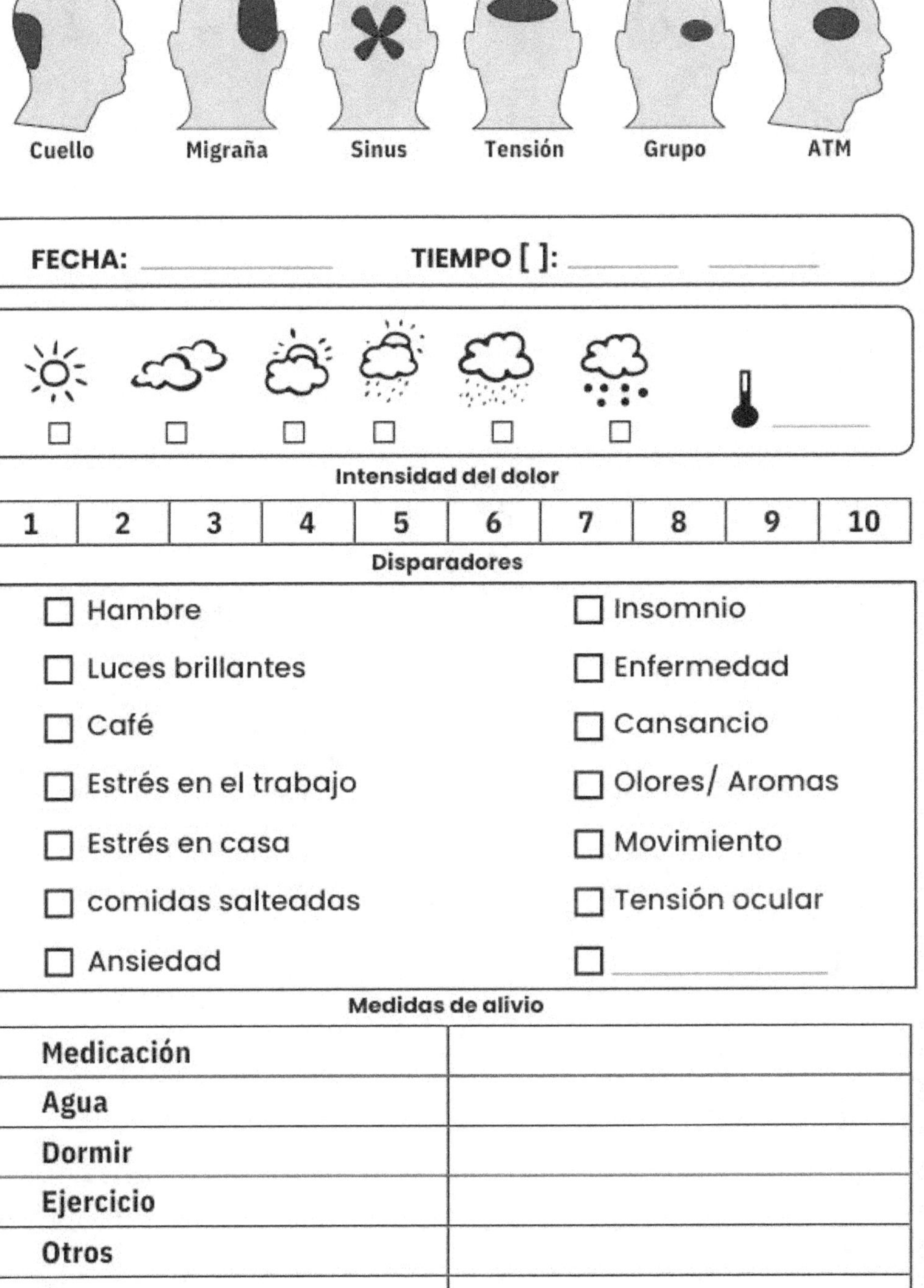




# Libro de migraña

# Libro de migraña

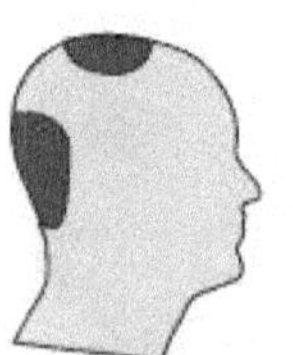 Cuello
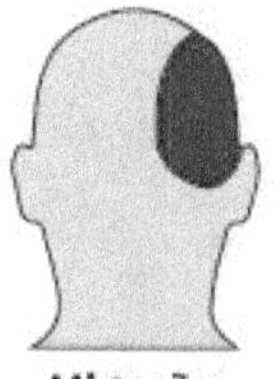 Migraña
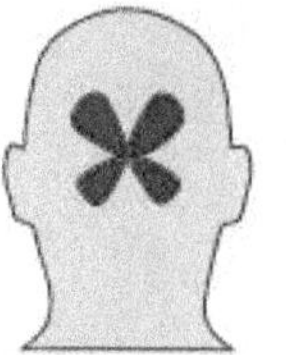 Sinus
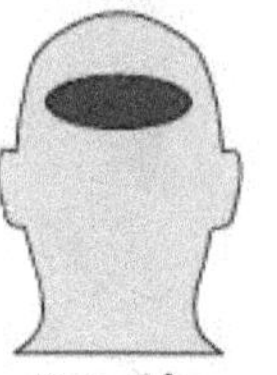 Tensión
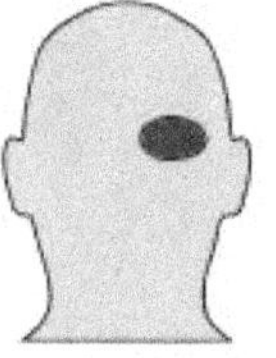 Grupo
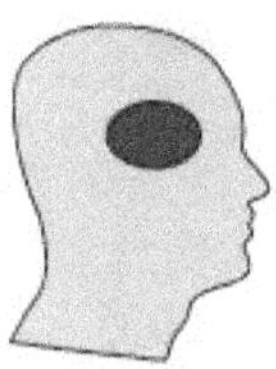 ATM

FECHA: _________________  TIEMPO [ ]: __________  __________

☐ ☐ ☐ ☐ ☐ ☐

## Intensidad del dolor

| 1 | 2 | 3 | 4 | 5 | 6 | 7 | 8 | 9 | 10 |
|---|---|---|---|---|---|---|---|---|----|

## Disparadores

| | |
|---|---|
| ☐ Hambre | ☐ Insomnio |
| ☐ Luces brillantes | ☐ Enfermedad |
| ☐ Café | ☐ Cansancio |
| ☐ Estrés en el trabajo | ☐ Olores/ Aromas |
| ☐ Estrés en casa | ☐ Movimiento |
| ☐ comidas salteadas | ☐ Tensión ocular |
| ☐ Ansiedad | ☐ _____________ |

## Medidas de alivio

| | |
|---|---|
| **Medicación** | |
| **Agua** | |
| **Dormir** | |
| **Ejercicio** | |
| **Otros** | |
| **Otros** | |

Notas:

Libro de migraña

# Libro de migraña

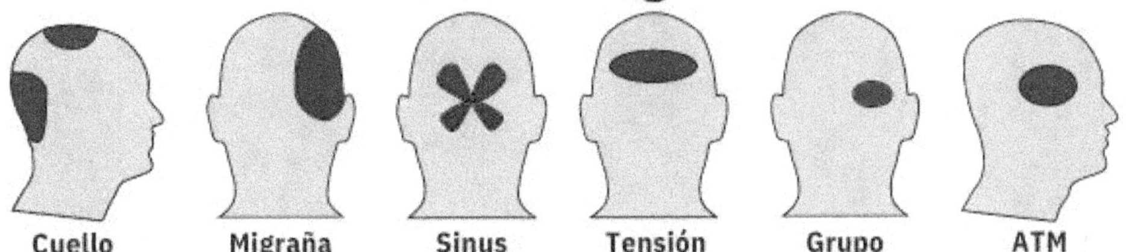



FECHA: __________________     TIEMPO [ ]: __________________

**Intensidad del dolor**

| 1 | 2 | 3 | 4 | 5 | 6 | 7 | 8 | 9 | 10 |
|---|---|---|---|---|---|---|---|---|----|

**Disparadores**

- ☐ Hambre
- ☐ Luces brillantes
- ☐ Café
- ☐ Estrés en el trabajo
- ☐ Estrés en casa
- ☐ comidas salteadas
- ☐ Ansiedad

- ☐ Insomnio
- ☐ Enfermedad
- ☐ Cansancio
- ☐ Olores/ Aromas
- ☐ Movimiento
- ☐ Tensión ocular
- ☐ __________________

**Medidas de alivio**

| | |
|---|---|
| **Medicación** | |
| **Agua** | |
| **Dormir** | |
| **Ejercicio** | |
| **Otros** | |
| **Otros** | |

**Notas:**

Libro de migraña

# Libro de migraña

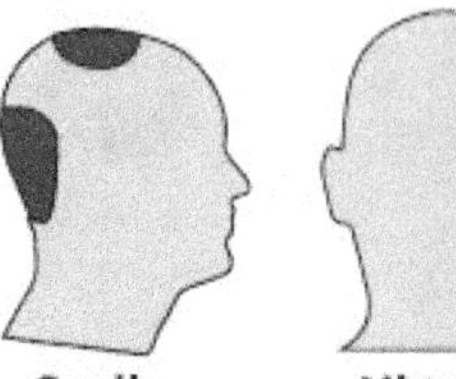 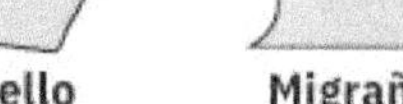
**Cuello**

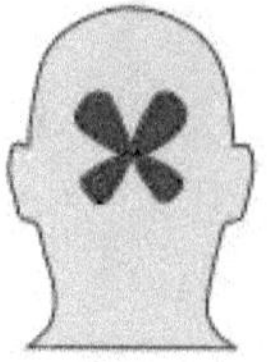
**Migraña**

**Sinus**

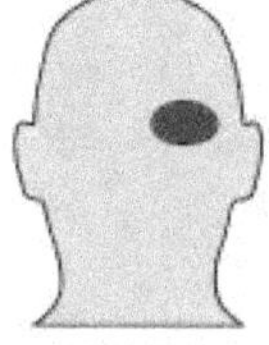 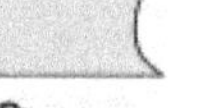
**Tensión**

**Grupo**

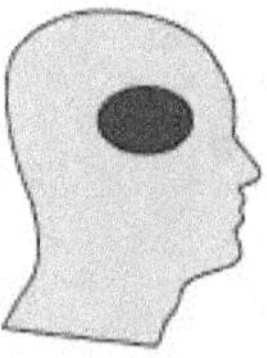
**ATM**

---

**FECHA:** ________________________     **TIEMPO [ ]:** ________________________

---

☐   ☐   ☐   ☐   ☐   ☐

---

## Intensidad del dolor

| 1 | 2 | 3 | 4 | 5 | 6 | 7 | 8 | 9 | 10 |
|---|---|---|---|---|---|---|---|---|----|

## Disparadores

| | |
|---|---|
| ☐ Hambre | ☐ Insomnio |
| ☐ Luces brillantes | ☐ Enfermedad |
| ☐ Café | ☐ Cansancio |
| ☐ Estrés en el trabajo | ☐ Olores/ Aromas |
| ☐ Estrés en casa | ☐ Movimiento |
| ☐ comidas salteadas | ☐ Tensión ocular |
| ☐ Ansiedad | ☐ ____________ |

## Medidas de alivio

| | |
|---|---|
| **Medicación** | |
| **Agua** | |
| **Dormir** | |
| **Ejercicio** | |
| **Otros** | |
| **Otros** | |

**Notas:** ________________________

# Libro de migraña

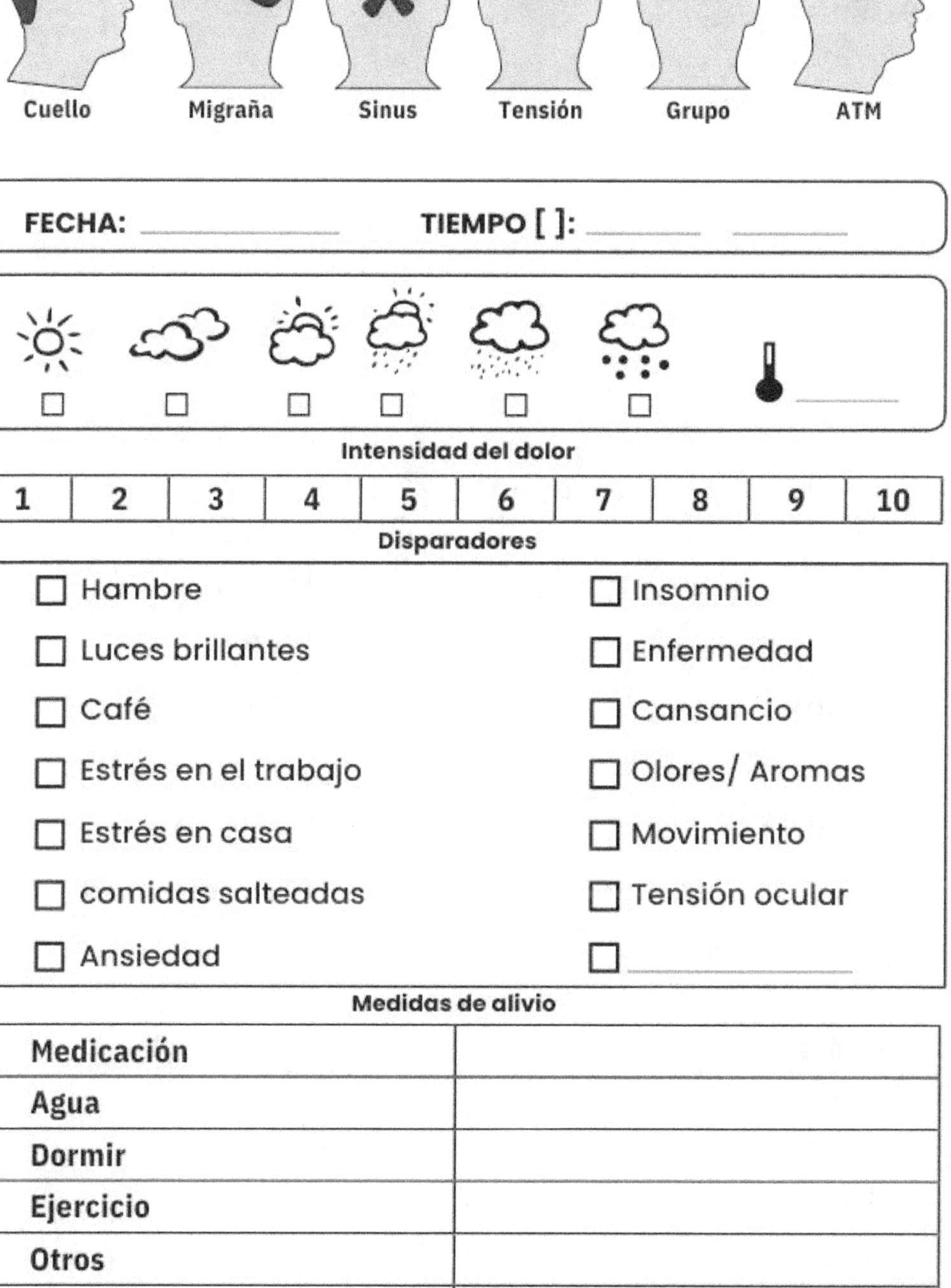


Libro de migraña

# Libro de migraña

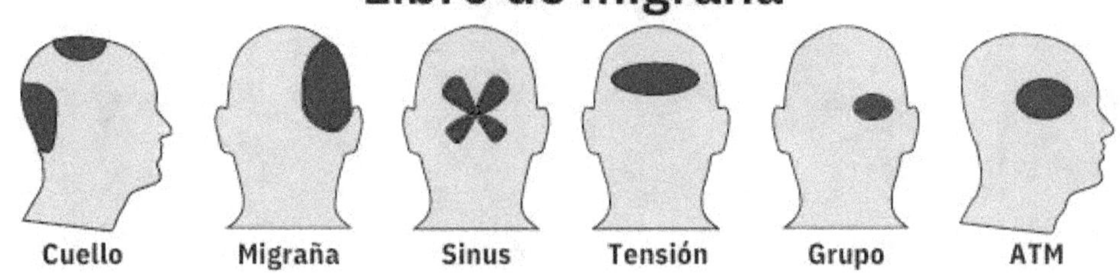


FECHA: _______________________     TIEMPO [ ]: _______________     _______________

[ ]  [ ]  [ ]  [ ]  [ ]  [ ]

## Intensidad del dolor

| 1 | 2 | 3 | 4 | 5 | 6 | 7 | 8 | 9 | 10 |
|---|---|---|---|---|---|---|---|---|----|

## Disparadores

- [ ] Hambre
- [ ] Luces brillantes
- [ ] Café
- [ ] Estrés en el trabajo
- [ ] Estrés en casa
- [ ] comidas salteadas
- [ ] Ansiedad

- [ ] Insomnio
- [ ] Enfermedad
- [ ] Cansancio
- [ ] Olores/ Aromas
- [ ] Movimiento
- [ ] Tensión ocular
- [ ] _______________

## Medidas de alivio

| Medicación | |
|---|---|
| Agua | |
| Dormir | |
| Ejercicio | |
| Otros | |
| Otros | |

Notas:

# Libro de migraña

# Libro de migraña

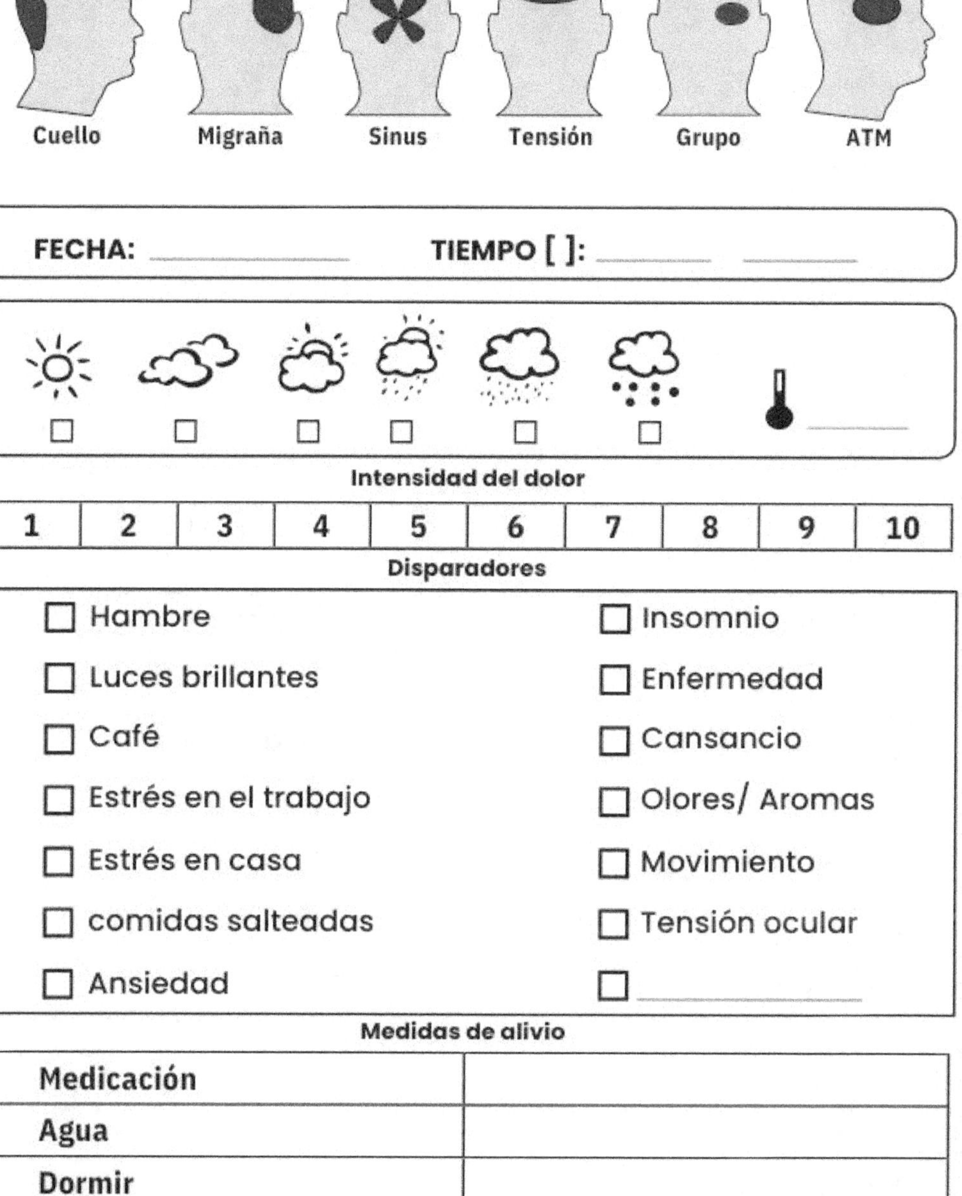


FECHA: _______________________     TIEMPO [ ]: _______________________

## Intensidad del dolor

| 1 | 2 | 3 | 4 | 5 | 6 | 7 | 8 | 9 | 10 |
|---|---|---|---|---|---|---|---|---|----|

## Disparadores

| ☐ Hambre | ☐ Insomnio |
|---|---|
| ☐ Luces brillantes | ☐ Enfermedad |
| ☐ Café | ☐ Cansancio |
| ☐ Estrés en el trabajo | ☐ Olores/ Aromas |
| ☐ Estrés en casa | ☐ Movimiento |
| ☐ comidas salteadas | ☐ Tensión ocular |
| ☐ Ansiedad | ☐ _______________ |

## Medidas de alivio

| Medicación | |
|---|---|
| Agua | |
| Dormir | |
| Ejercicio | |
| Otros | |
| Otros | |

**Notas:**

# Libro de migraña

# Libro de migraña

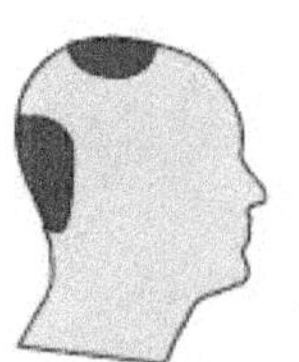
**Cuello**

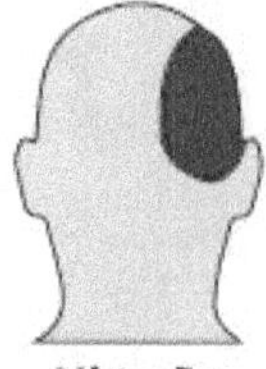
**Migraña**

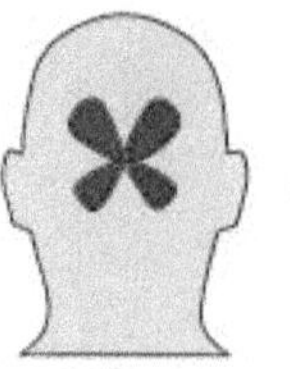
**Sinus**

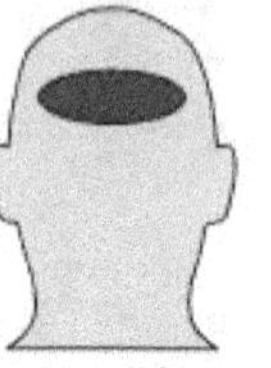
**Tensión**

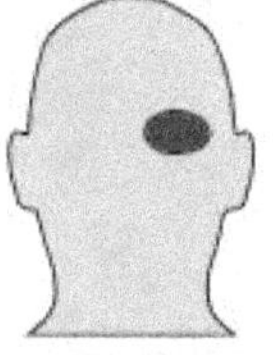
**Grupo**

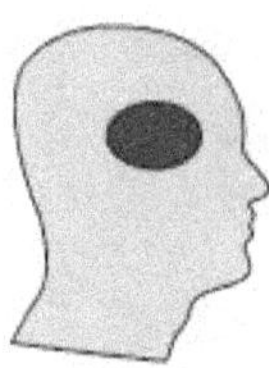
**ATM**

**FECHA:** _______________ **TIEMPO [ ]:** __________ __________

## Intensidad del dolor

| 1 | 2 | 3 | 4 | 5 | 6 | 7 | 8 | 9 | 10 |
|---|---|---|---|---|---|---|---|---|----|

## Disparadores

- ☐ Hambre
- ☐ Luces brillantes
- ☐ Café
- ☐ Estrés en el trabajo
- ☐ Estrés en casa
- ☐ comidas salteadas
- ☐ Ansiedad
- ☐ Insomnio
- ☐ Enfermedad
- ☐ Cansancio
- ☐ Olores/ Aromas
- ☐ Movimiento
- ☐ Tensión ocular
- ☐ _______________

## Medidas de alivio

| | |
|---|---|
| **Medicación** | |
| **Agua** | |
| **Dormir** | |
| **Ejercicio** | |
| **Otros** | |
| **Otros** | |

**Notas:** _______________

# Libro de migraña

# Libro de migraña

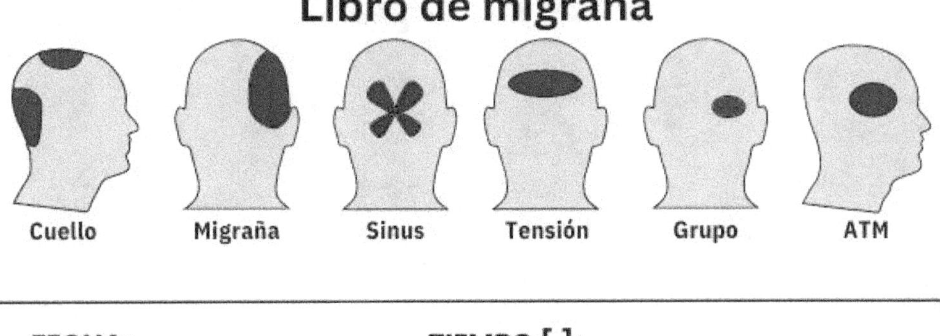



FECHA: _______________     TIEMPO [ ]: _______________  _______________

☐   ☐   ☐   ☐   ☐   ☐

**Intensidad del dolor**

| 1 | 2 | 3 | 4 | 5 | 6 | 7 | 8 | 9 | 10 |
|---|---|---|---|---|---|---|---|---|----|

**Disparadores**

| | |
|---|---|
| ☐ Hambre | ☐ Insomnio |
| ☐ Luces brillantes | ☐ Enfermedad |
| ☐ Café | ☐ Cansancio |
| ☐ Estrés en el trabajo | ☐ Olores/ Aromas |
| ☐ Estrés en casa | ☐ Movimiento |
| ☐ comidas salteadas | ☐ Tensión ocular |
| ☐ Ansiedad | ☐ _______________ |

**Medidas de alivio**

| | |
|---|---|
| **Medicación** | |
| **Agua** | |
| **Dormir** | |
| **Ejercicio** | |
| **Otros** | |
| **Otros** | |

**Notas:**


# Libro de migraña

# Libro de migraña

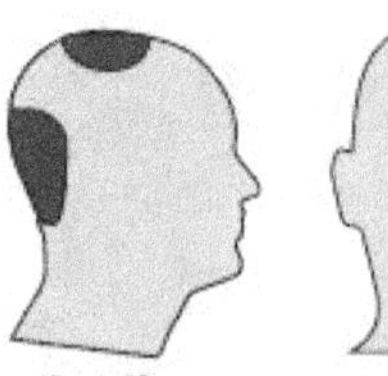 Cuello
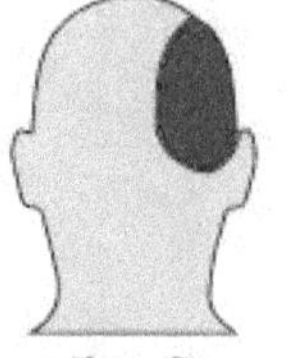 Migraña
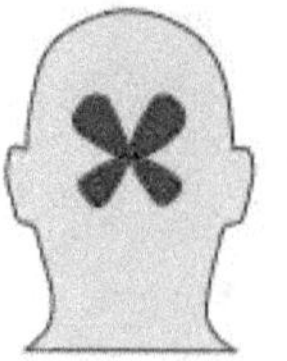 Sinus
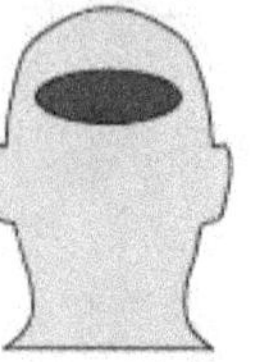 Tensión
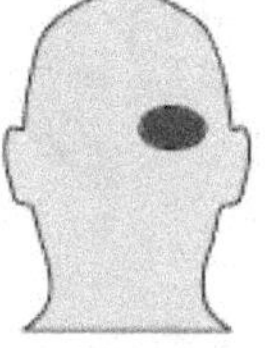 Grupo
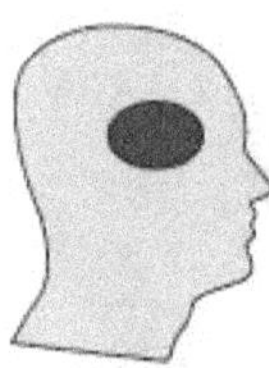 ATM

FECHA: _______________    TIEMPO [ ]: _______________

☀ ☐   ⛅ ☐   🌤 ☐   🌦 ☐   🌧 ☐   🌨 ☐   🌡 _______

## Intensidad del dolor

| 1 | 2 | 3 | 4 | 5 | 6 | 7 | 8 | 9 | 10 |
|---|---|---|---|---|---|---|---|---|----|

## Disparadores

| | |
|---|---|
| ☐ Hambre | ☐ Insomnio |
| ☐ Luces brillantes | ☐ Enfermedad |
| ☐ Café | ☐ Cansancio |
| ☐ Estrés en el trabajo | ☐ Olores/ Aromas |
| ☐ Estrés en casa | ☐ Movimiento |
| ☐ comidas salteadas | ☐ Tensión ocular |
| ☐ Ansiedad | ☐ _______________ |

## Medidas de alivio

| | |
|---|---|
| Medicación | |
| Agua | |
| Dormir | |
| Ejercicio | |
| Otros | |
| Otros | |

Notas: _______________

# Libro de migraña

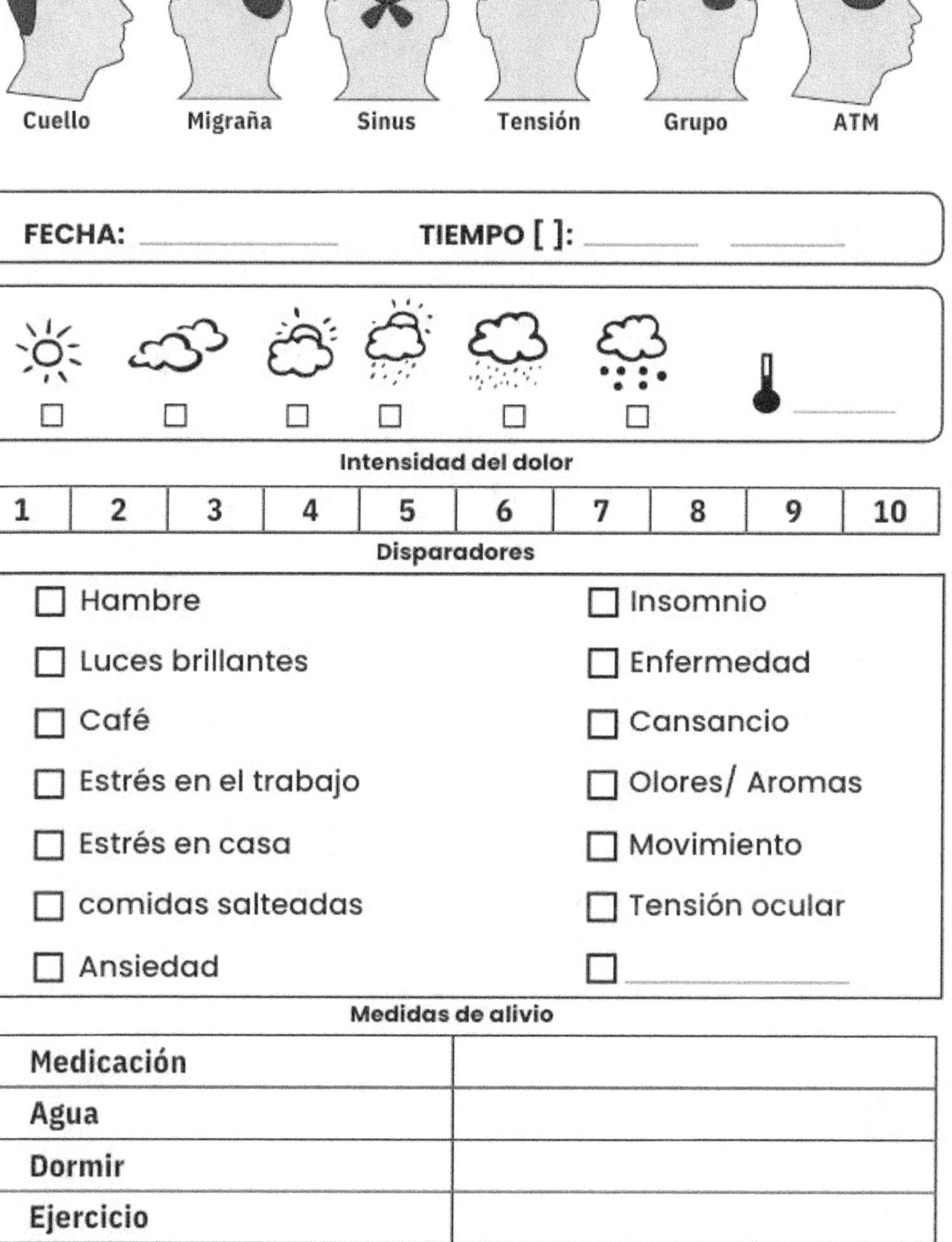


**FECHA:** ______________          **TIEMPO [ ]:** ______________  ______________

## Intensidad del dolor

| 1 | 2 | 3 | 4 | 5 | 6 | 7 | 8 | 9 | 10 |
|---|---|---|---|---|---|---|---|---|----|

## Disparadores

| | |
|---|---|
| ☐ Hambre | ☐ Insomnio |
| ☐ Luces brillantes | ☐ Enfermedad |
| ☐ Café | ☐ Cansancio |
| ☐ Estrés en el trabajo | ☐ Olores/ Aromas |
| ☐ Estrés en casa | ☐ Movimiento |
| ☐ comidas salteadas | ☐ Tensión ocular |
| ☐ Ansiedad | ☐ ______________ |

## Medidas de alivio

| | |
|---|---|
| **Medicación** | |
| **Agua** | |
| **Dormir** | |
| **Ejercicio** | |
| **Otros** | |
| **Otros** | |

**Notas:**

# Libro de migraña

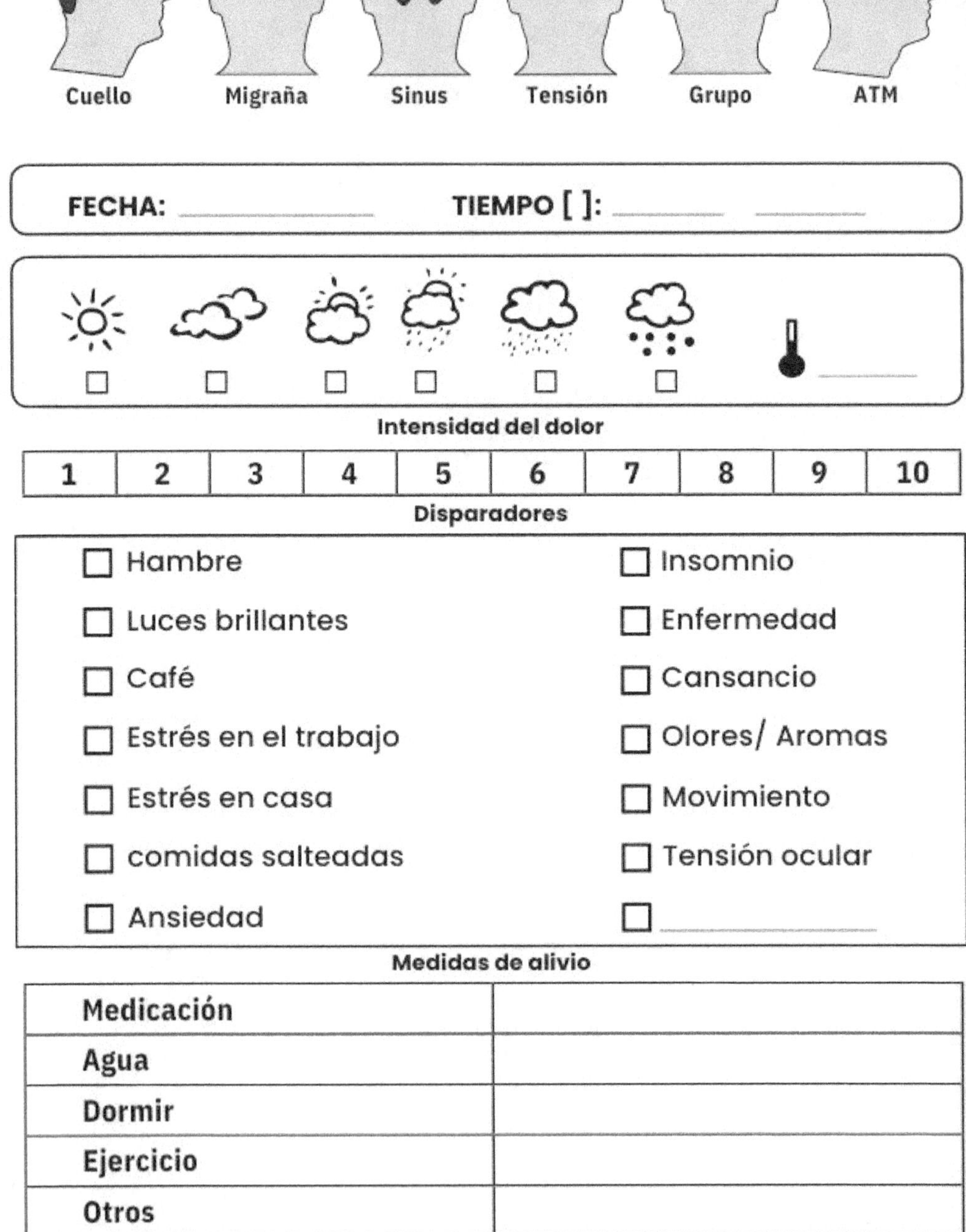

# Libro de migraña

# Libro de migraña

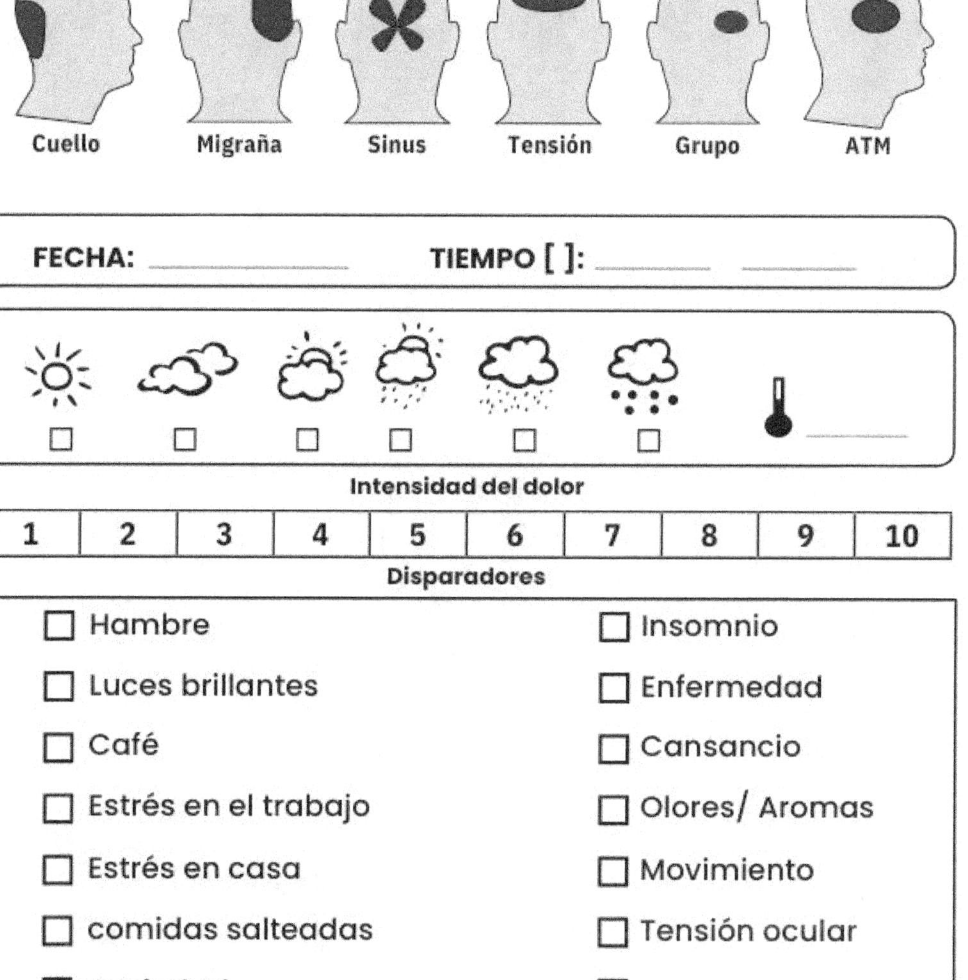



FECHA: __________________    TIEMPO [ ]: __________  __________

## Intensidad del dolor

| 1 | 2 | 3 | 4 | 5 | 6 | 7 | 8 | 9 | 10 |
|---|---|---|---|---|---|---|---|---|----|

### Disparadores

| | |
|---|---|
| ☐ Hambre | ☐ Insomnio |
| ☐ Luces brillantes | ☐ Enfermedad |
| ☐ Café | ☐ Cansancio |
| ☐ Estrés en el trabajo | ☐ Olores/ Aromas |
| ☐ Estrés en casa | ☐ Movimiento |
| ☐ comidas salteadas | ☐ Tensión ocular |
| ☐ Ansiedad | ☐ __________ |

### Medidas de alivio

| | |
|---|---|
| **Medicación** | |
| **Agua** | |
| **Dormir** | |
| **Ejercicio** | |
| **Otros** | |
| **Otros** | |

**Notas:**

## Libro de migraña

# Libro de migraña

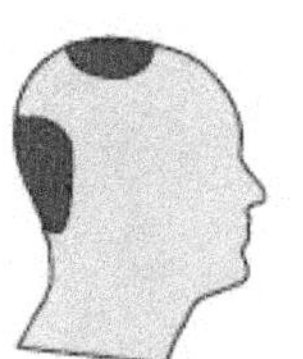 Cuello

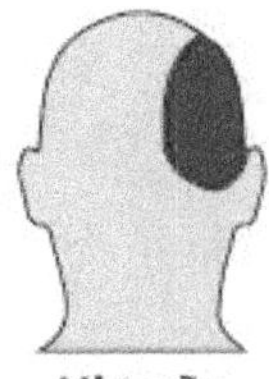 Migraña

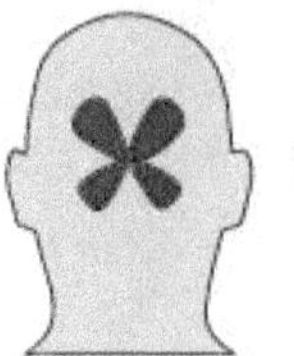 Sinus

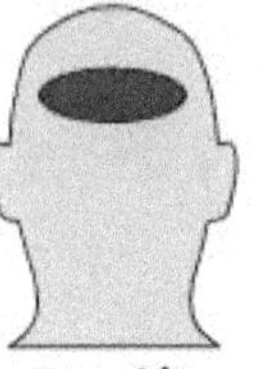 Tensión

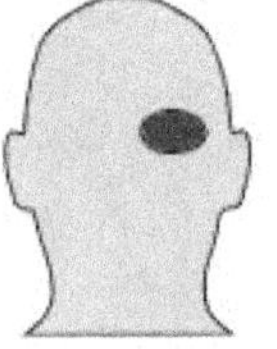 Grupo

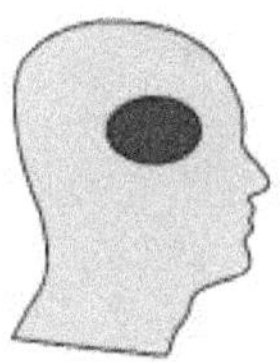 ATM

FECHA: _______________   TIEMPO [ ]: _________   _________

## Intensidad del dolor

| 1 | 2 | 3 | 4 | 5 | 6 | 7 | 8 | 9 | 10 |
|---|---|---|---|---|---|---|---|---|----|

## Disparadores

- ☐ Hambre
- ☐ Luces brillantes
- ☐ Café
- ☐ Estrés en el trabajo
- ☐ Estrés en casa
- ☐ comidas salteadas
- ☐ Ansiedad
- ☐ Insomnio
- ☐ Enfermedad
- ☐ Cansancio
- ☐ Olores/ Aromas
- ☐ Movimiento
- ☐ Tensión ocular
- ☐ _______________

## Medidas de alivio

| Medicación | |
|---|---|
| Agua | |
| Dormir | |
| Ejercicio | |
| Otros | |
| Otros | |

Notas: _______________

Libro de migraña

# Libro de migraña

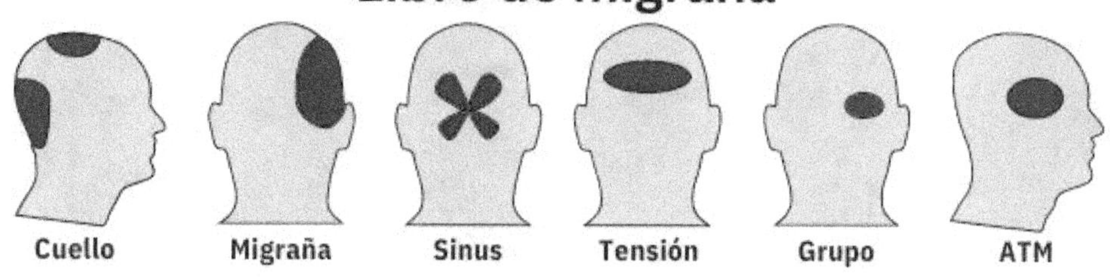



FECHA: _______________     TIEMPO [ ]: _______________

## Intensidad del dolor

| 1 | 2 | 3 | 4 | 5 | 6 | 7 | 8 | 9 | 10 |
|---|---|---|---|---|---|---|---|---|----|

## Disparadores

- ☐ Hambre
- ☐ Luces brillantes
- ☐ Café
- ☐ Estrés en el trabajo
- ☐ Estrés en casa
- ☐ comidas salteadas
- ☐ Ansiedad
- ☐ Insomnio
- ☐ Enfermedad
- ☐ Cansancio
- ☐ Olores/ Aromas
- ☐ Movimiento
- ☐ Tensión ocular
- ☐ _______________

## Medidas de alivio

| | |
|---|---|
| **Medicación** | |
| **Agua** | |
| **Dormir** | |
| **Ejercicio** | |
| **Otros** | |
| **Otros** | |

Notas:

Libro de migraña

# Libro de migraña

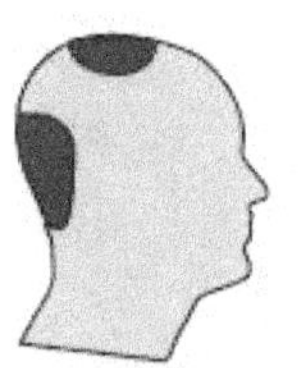
Cuello

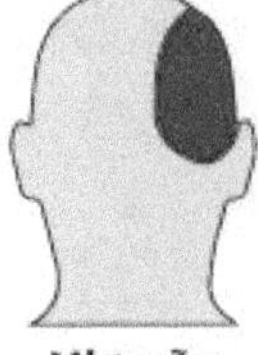
Migraña

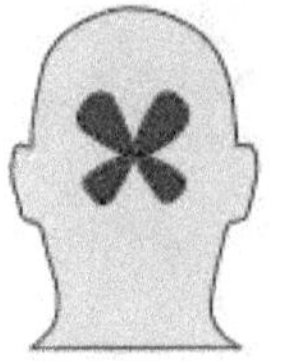
Sinus

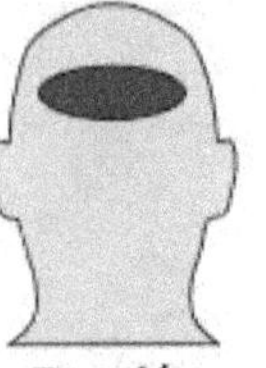
Tensión

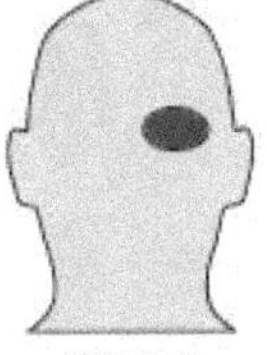
Grupo

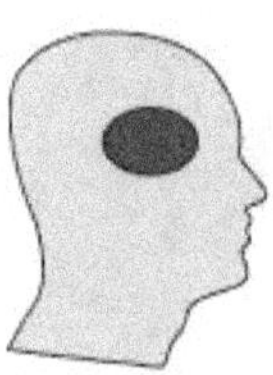
ATM

**FECHA:** _________________ **TIEMPO [ ]:** _________________ _________________

☐ ☐ ☐ ☐ ☐ ☐

## Intensidad del dolor

| 1 | 2 | 3 | 4 | 5 | 6 | 7 | 8 | 9 | 10 |
|---|---|---|---|---|---|---|---|---|----|

### Disparadores

| | |
|---|---|
| ☐ Hambre | ☐ Insomnio |
| ☐ Luces brillantes | ☐ Enfermedad |
| ☐ Café | ☐ Cansancio |
| ☐ Estrés en el trabajo | ☐ Olores/ Aromas |
| ☐ Estrés en casa | ☐ Movimiento |
| ☐ comidas salteadas | ☐ Tensión ocular |
| ☐ Ansiedad | ☐ _____________ |

### Medidas de alivio

| Medicación | |
|---|---|
| Agua | |
| Dormir | |
| Ejercicio | |
| Otros | |
| Otros | |

**Notas:** _____________________


# Libro de migraña

# Libro de migraña

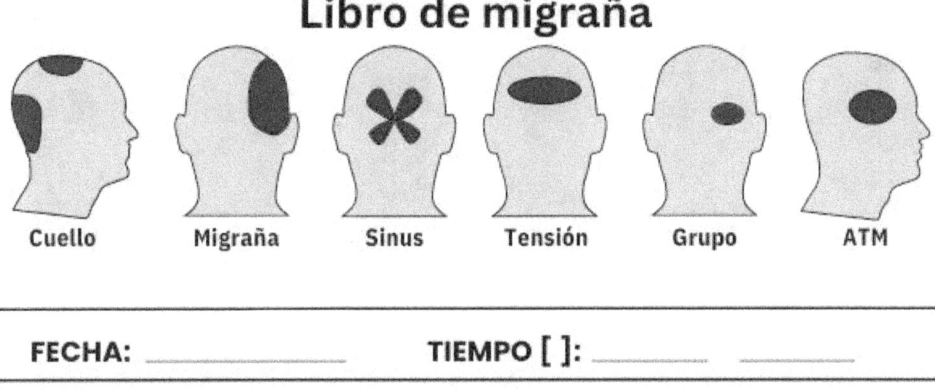


FECHA: _______________     TIEMPO [ ]: _______________ _______________

☐   ☐   ☐   ☐   ☐   ☐

## Intensidad del dolor

| 1 | 2 | 3 | 4 | 5 | 6 | 7 | 8 | 9 | 10 |
|---|---|---|---|---|---|---|---|---|----|

## Disparadores

☐ Hambre                 ☐ Insomnio

☐ Luces brillantes       ☐ Enfermedad

☐ Café                   ☐ Cansancio

☐ Estrés en el trabajo   ☐ Olores/ Aromas

☐ Estrés en casa         ☐ Movimiento

☐ comidas salteadas      ☐ Tensión ocular

☐ Ansiedad               ☐ _______________

## Medidas de alivio

| Medicación | |
|---|---|
| Agua | |
| Dormir | |
| Ejercicio | |
| Otros | |
| Otros | |

Notas: _______________

# Libro de migraña

# Libro de migraña

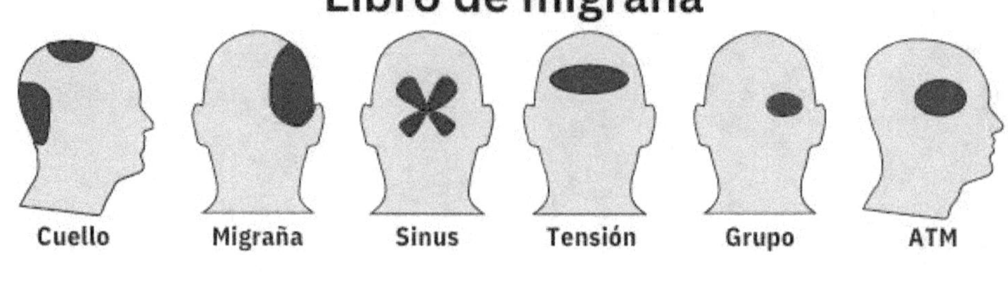



FECHA: _________________    TIEMPO [ ]: _________________

## Intensidad del dolor

| 1 | 2 | 3 | 4 | 5 | 6 | 7 | 8 | 9 | 10 |
|---|---|---|---|---|---|---|---|---|----|

## Disparadores

- ☐ Hambre
- ☐ Luces brillantes
- ☐ Café
- ☐ Estrés en el trabajo
- ☐ Estrés en casa
- ☐ comidas salteadas
- ☐ Ansiedad

- ☐ Insomnio
- ☐ Enfermedad
- ☐ Cansancio
- ☐ Olores/ Aromas
- ☐ Movimiento
- ☐ Tensión ocular
- ☐ _____________

## Medidas de alivio

| Medicación | |
|---|---|
| Agua | |
| Dormir | |
| Ejercicio | |
| Otros | |
| Otros | |

Notas:

# Libro de migraña

# Libro de migraña

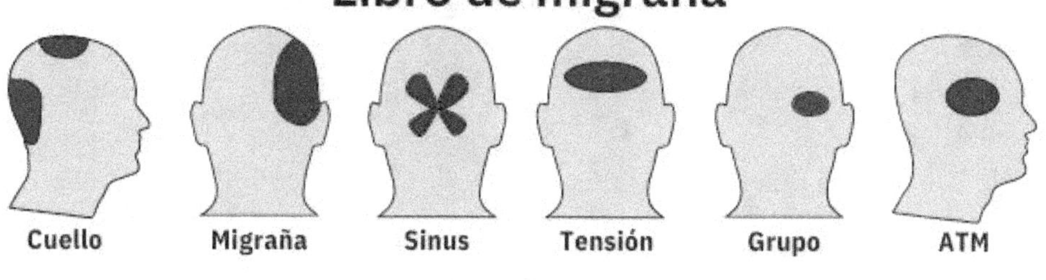


FECHA: ___________________     TIEMPO [ ]: ___________     __________

## Intensidad del dolor

| 1 | 2 | 3 | 4 | 5 | 6 | 7 | 8 | 9 | 10 |
|---|---|---|---|---|---|---|---|---|----|

## Disparadores

- ☐ Hambre
- ☐ Luces brillantes
- ☐ Café
- ☐ Estrés en el trabajo
- ☐ Estrés en casa
- ☐ comidas salteadas
- ☐ Ansiedad
- ☐ Insomnio
- ☐ Enfermedad
- ☐ Cansancio
- ☐ Olores/ Aromas
- ☐ Movimiento
- ☐ Tensión ocular
- ☐ _____________

## Medidas de alivio

| | |
|---|---|
| Medicación | |
| Agua | |
| Dormir | |
| Ejercicio | |
| Otros | |
| Otros | |

Notas:

Libro de migraña

# Libro de migraña

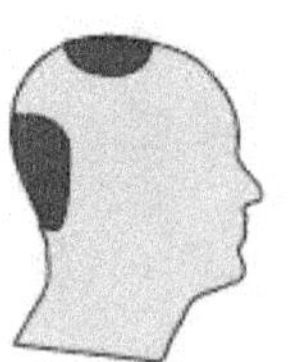
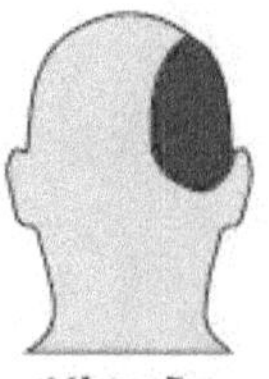
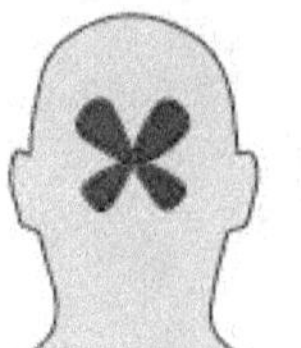
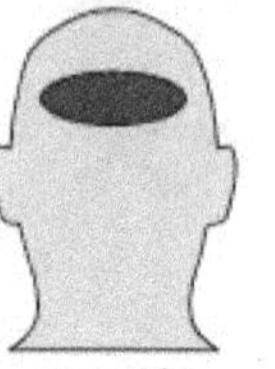
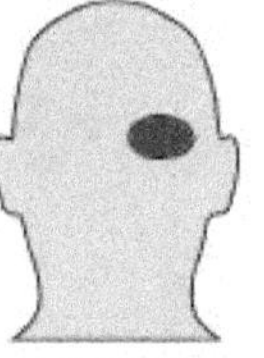
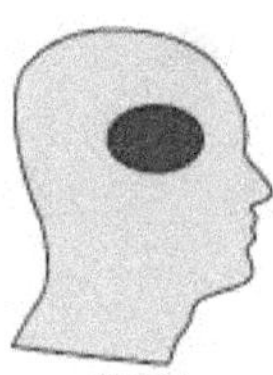

| Cuello | Migraña | Sinus | Tensión | Grupo | ATM |

**FECHA:** _______________  **TIEMPO [ ]:** _______________  _______________

☐ ☐ ☐ ☐ ☐ ☐

## Intensidad del dolor

| 1 | 2 | 3 | 4 | 5 | 6 | 7 | 8 | 9 | 10 |

## Disparadores

| | |
|---|---|
| ☐ Hambre | ☐ Insomnio |
| ☐ Luces brillantes | ☐ Enfermedad |
| ☐ Café | ☐ Cansancio |
| ☐ Estrés en el trabajo | ☐ Olores/ Aromas |
| ☐ Estrés en casa | ☐ Movimiento |
| ☐ comidas salteadas | ☐ Tensión ocular |
| ☐ Ansiedad | ☐ _______________ |

## Medidas de alivio

| Medicación | |
|---|---|
| Agua | |
| Dormir | |
| Ejercicio | |
| Otros | |
| Otros | |

Notas:

Libro de migraña

# Libro de migraña

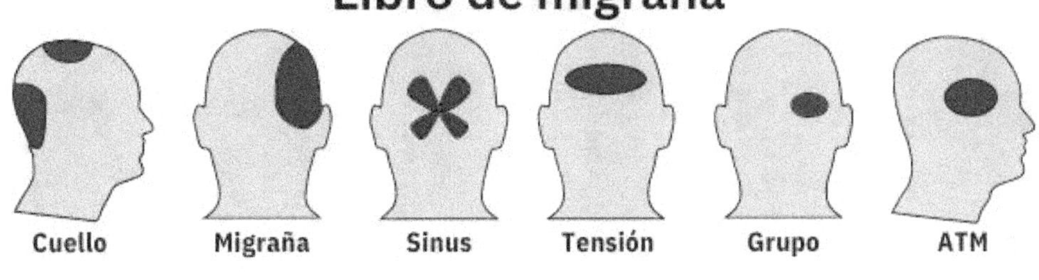



**FECHA:** _______________     **TIEMPO [ ]:** _______________   _______________

## Intensidad del dolor

| 1 | 2 | 3 | 4 | 5 | 6 | 7 | 8 | 9 | 10 |
|---|---|---|---|---|---|---|---|---|----|

## Disparadores

☐ Hambre  
☐ Luces brillantes  
☐ Café  
☐ Estrés en el trabajo  
☐ Estrés en casa  
☐ comidas salteadas  
☐ Ansiedad  

☐ Insomnio  
☐ Enfermedad  
☐ Cansancio  
☐ Olores/ Aromas  
☐ Movimiento  
☐ Tensión ocular  
☐ _______________  

## Medidas de alivio

| Medicación | |
|---|---|
| Agua | |
| Dormir | |
| Ejercicio | |
| Otros | |
| Otros | |

**Notas:** _______________


# Libro de migraña

# Libro de migraña

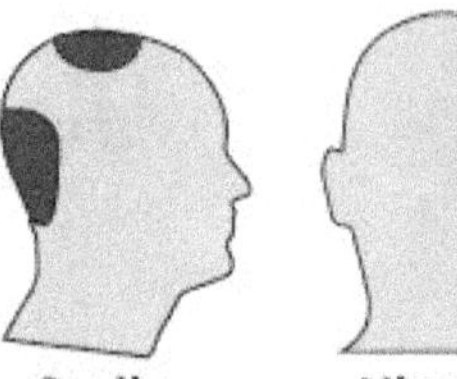
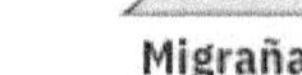
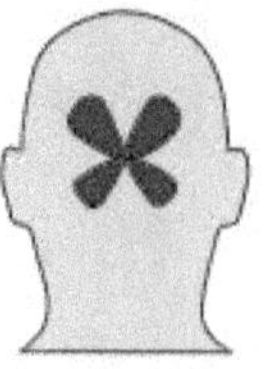
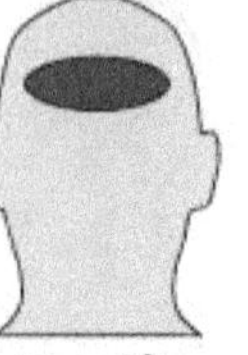
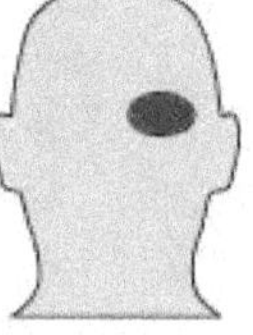
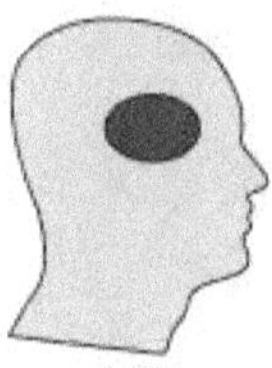

| Cuello | Migraña | Sinus | Tensión | Grupo | ATM |
|---|---|---|---|---|---|

**FECHA:** _______________  **TIEMPO [ ]:** _______________  _______________

☐ ☐ ☐ ☐ ☐ ☐

## Intensidad del dolor

| 1 | 2 | 3 | 4 | 5 | 6 | 7 | 8 | 9 | 10 |
|---|---|---|---|---|---|---|---|---|----|

## Disparadores

| | |
|---|---|
| ☐ Hambre | ☐ Insomnio |
| ☐ Luces brillantes | ☐ Enfermedad |
| ☐ Café | ☐ Cansancio |
| ☐ Estrés en el trabajo | ☐ Olores/ Aromas |
| ☐ Estrés en casa | ☐ Movimiento |
| ☐ comidas salteadas | ☐ Tensión ocular |
| ☐ Ansiedad | ☐ _______________ |

## Medidas de alivio

| | |
|---|---|
| **Medicación** | |
| **Agua** | |
| **Dormir** | |
| **Ejercicio** | |
| **Otros** | |
| **Otros** | |

**Notas:** _______________

Libro de migraña

# Libro de migraña

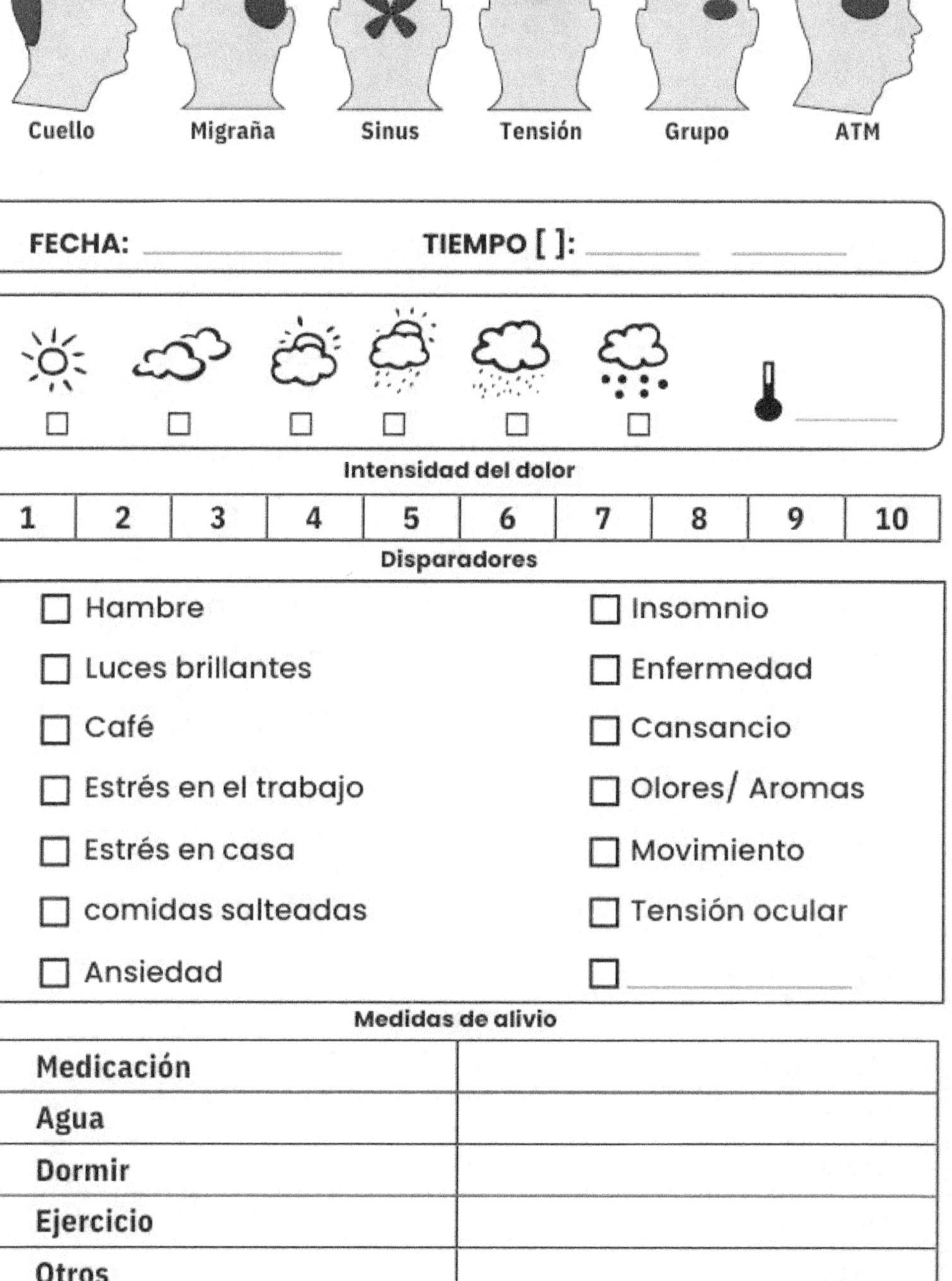



## Libro de migraña

# Libro de migraña

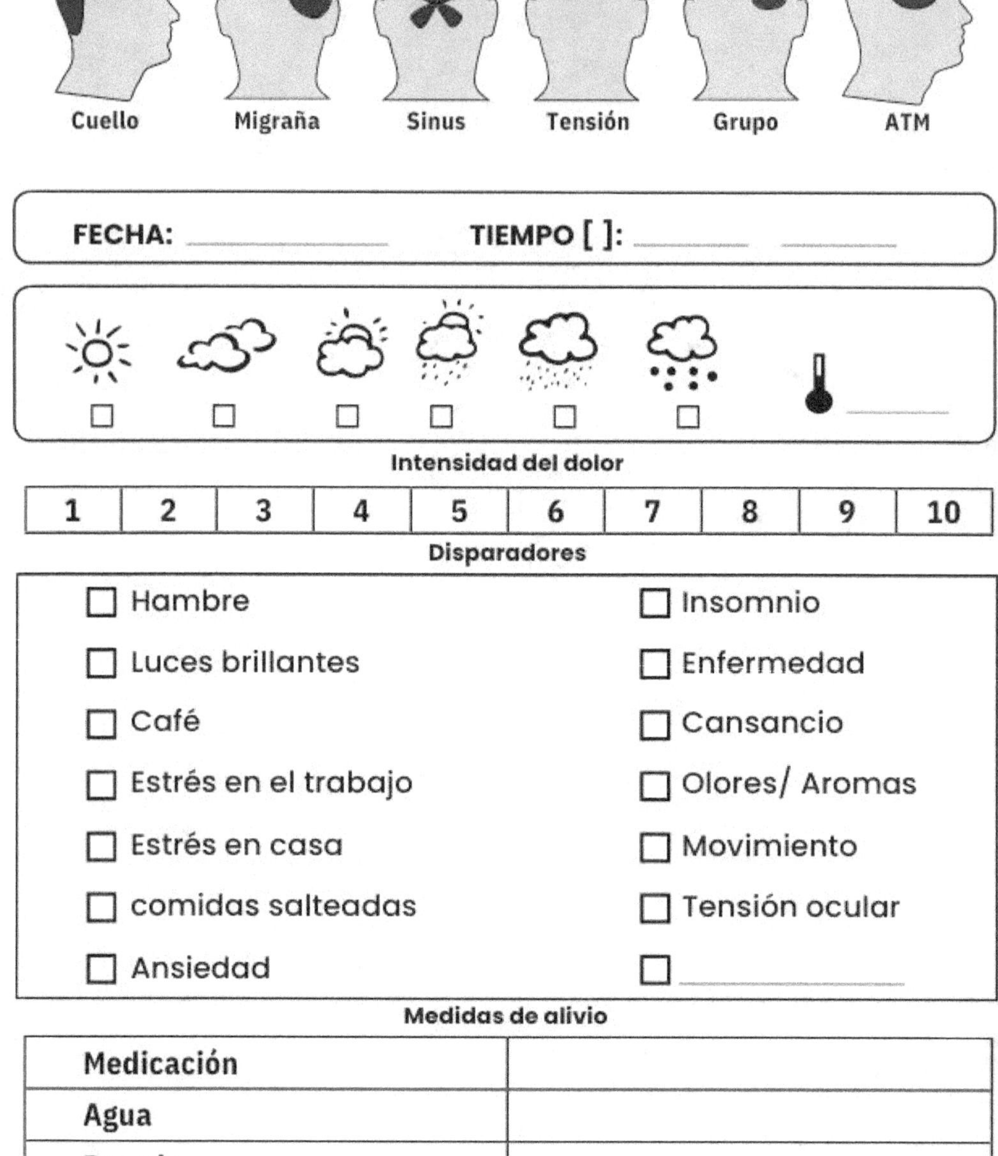

| Cuello | Migraña | Sinus | Tensión | Grupo | ATM |

**FECHA:** ______________________     **TIEMPO [ ]:** ______________     ______________

**Intensidad del dolor**

| 1 | 2 | 3 | 4 | 5 | 6 | 7 | 8 | 9 | 10 |
|---|---|---|---|---|---|---|---|---|---|

**Disparadores**

| | |
|---|---|
| ☐ Hambre | ☐ Insomnio |
| ☐ Luces brillantes | ☐ Enfermedad |
| ☐ Café | ☐ Cansancio |
| ☐ Estrés en el trabajo | ☐ Olores/ Aromas |
| ☐ Estrés en casa | ☐ Movimiento |
| ☐ comidas salteadas | ☐ Tensión ocular |
| ☐ Ansiedad | ☐ ______________ |

**Medidas de alivio**

| | |
|---|---|
| **Medicación** | |
| **Agua** | |
| **Dormir** | |
| **Ejercicio** | |
| **Otros** | |
| **Otros** | |

**Notas:** ______________

Libro de migraña

# Libro de migraña

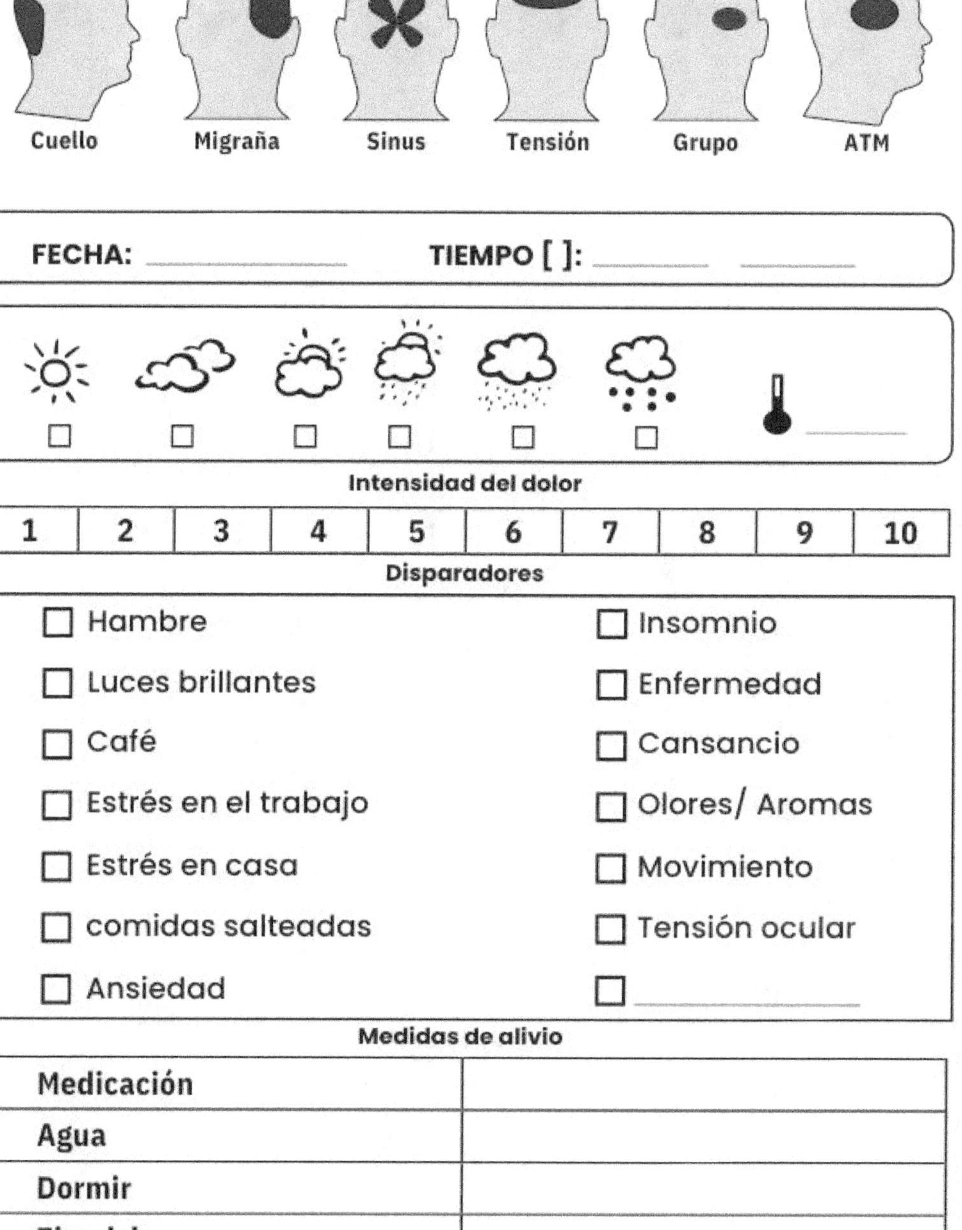



FECHA: ______________    TIEMPO [ ]: ______________ ______________

**Intensidad del dolor**

| 1 | 2 | 3 | 4 | 5 | 6 | 7 | 8 | 9 | 10 |
|---|---|---|---|---|---|---|---|---|----|

**Disparadores**

- ☐ Hambre
- ☐ Luces brillantes
- ☐ Café
- ☐ Estrés en el trabajo
- ☐ Estrés en casa
- ☐ comidas salteadas
- ☐ Ansiedad

- ☐ Insomnio
- ☐ Enfermedad
- ☐ Cansancio
- ☐ Olores/ Aromas
- ☐ Movimiento
- ☐ Tensión ocular
- ☐ ______________

**Medidas de alivio**

| Medicación | |
|---|---|
| Agua | |
| Dormir | |
| Ejercicio | |
| Otros | |
| Otros | |

Notas: ______________

# Libro de migraña

# Libro de migraña

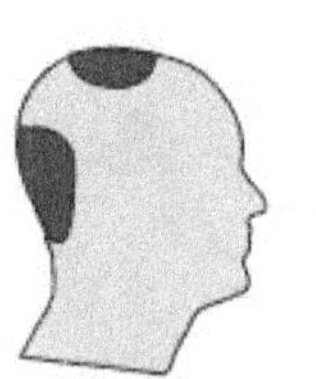
**Cuello**

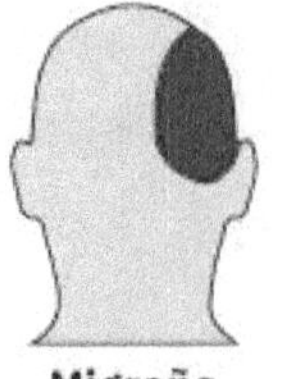
**Migraña**

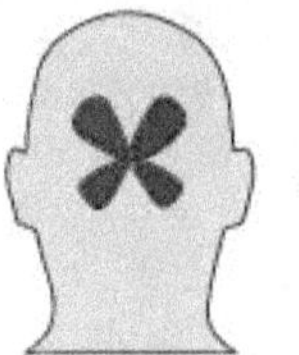
**Sinus**

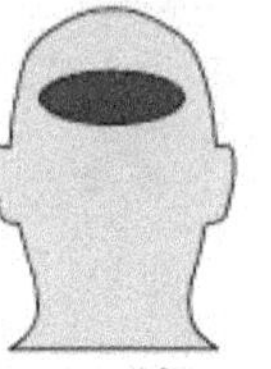
**Tensión**

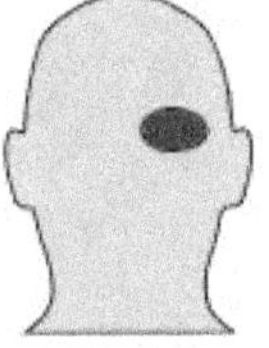
**Grupo**

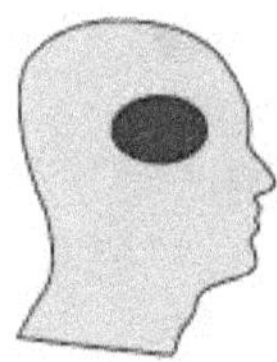
**ATM**

**FECHA:** ________________    **TIEMPO [ ]:** __________  __________

☐  ☐  ☐  ☐  ☐  ☐  ________________

## Intensidad del dolor

| 1 | 2 | 3 | 4 | 5 | 6 | 7 | 8 | 9 | 10 |
|---|---|---|---|---|---|---|---|---|----|

## Disparadores

| | |
|---|---|
| ☐ Hambre | ☐ Insomnio |
| ☐ Luces brillantes | ☐ Enfermedad |
| ☐ Café | ☐ Cansancio |
| ☐ Estrés en el trabajo | ☐ Olores/ Aromas |
| ☐ Estrés en casa | ☐ Movimiento |
| ☐ comidas salteadas | ☐ Tensión ocular |
| ☐ Ansiedad | ☐ ________________ |

## Medidas de alivio

| | |
|---|---|
| **Medicación** | |
| **Agua** | |
| **Dormir** | |
| **Ejercicio** | |
| **Otros** | |
| **Otros** | |

**Notas:** ________________

Libro de migraña

# Libro de migraña

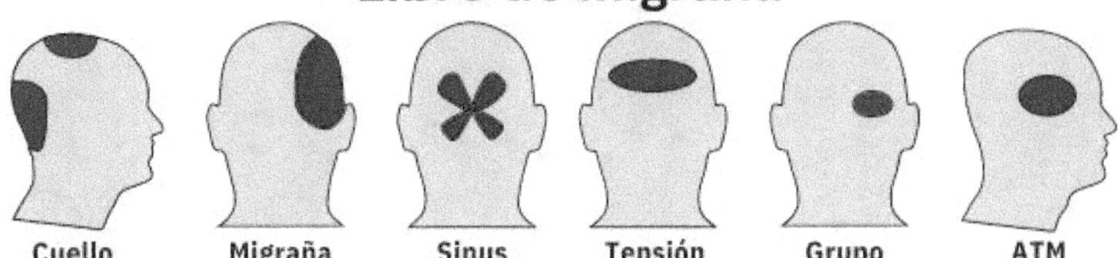



FECHA: ________________________ TIEMPO [ ]: ________________  ________________

**Intensidad del dolor**

| 1 | 2 | 3 | 4 | 5 | 6 | 7 | 8 | 9 | 10 |
|---|---|---|---|---|---|---|---|---|----|

**Disparadores**

- ☐ Hambre
- ☐ Luces brillantes
- ☐ Café
- ☐ Estrés en el trabajo
- ☐ Estrés en casa
- ☐ comidas salteadas
- ☐ Ansiedad

- ☐ Insomnio
- ☐ Enfermedad
- ☐ Cansancio
- ☐ Olores/ Aromas
- ☐ Movimiento
- ☐ Tensión ocular
- ☐ ________________

**Medidas de alivio**

| | |
|---|---|
| **Medicación** | |
| **Agua** | |
| **Dormir** | |
| **Ejercicio** | |
| **Otros** | |
| **Otros** | |

Notas: ________________________________________________

## Libro de migraña

# Libro de migraña

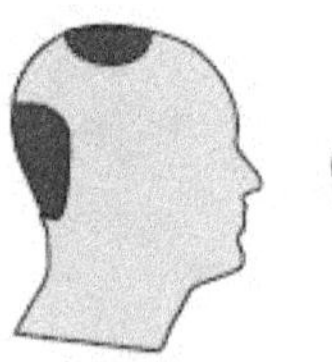
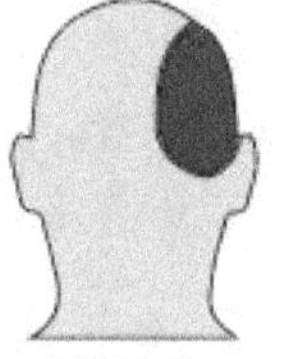
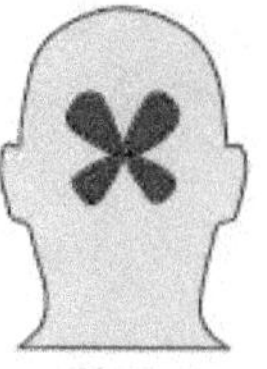
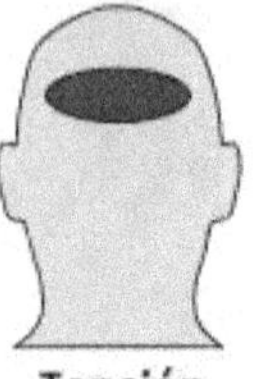
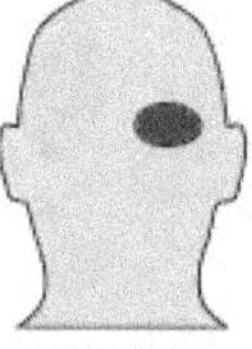
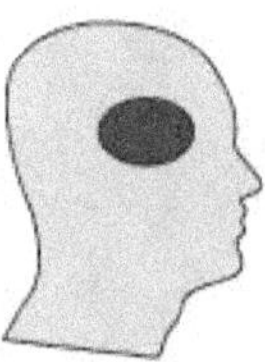

| Cuello | Migraña | Sinus | Tensión | Grupo | ATM |
|--------|---------|-------|---------|-------|-----|

**FECHA:** _____________        **TIEMPO [ ]:** _____________  _____________

☐  ☐  ☐  ☐  ☐  ☐

## Intensidad del dolor

| 1 | 2 | 3 | 4 | 5 | 6 | 7 | 8 | 9 | 10 |
|---|---|---|---|---|---|---|---|---|----|

## Disparadores

| | | | |
|---|---|---|---|
| ☐ Hambre | ☐ Insomnio |
| ☐ Luces brillantes | ☐ Enfermedad |
| ☐ Café | ☐ Cansancio |
| ☐ Estrés en el trabajo | ☐ Olores/ Aromas |
| ☐ Estrés en casa | ☐ Movimiento |
| ☐ comidas salteadas | ☐ Tensión ocular |
| ☐ Ansiedad | ☐ _____________ |

## Medidas de alivio

| Medicación | |
|------------|--|
| Agua | |
| Dormir | |
| Ejercicio | |
| Otros | |
| Otros | |

**Notas:** ___________



# Libro de migraña

# Libro de migraña

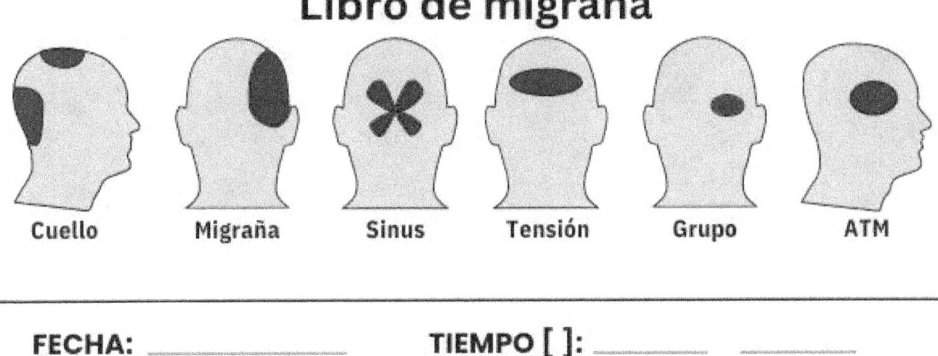

| Cuello | Migraña | Sinus | Tensión | Grupo | ATM |

**FECHA:** _____________     **TIEMPO [ ]:** _____________     _____________

☐  ☐  ☐  ☐  ☐  ☐

## Intensidad del dolor

| 1 | 2 | 3 | 4 | 5 | 6 | 7 | 8 | 9 | 10 |
|---|---|---|---|---|---|---|---|---|----|

### Disparadores

☐ Hambre                 ☐ Insomnio

☐ Luces brillantes       ☐ Enfermedad

☐ Café                   ☐ Cansancio

☐ Estrés en el trabajo   ☐ Olores/ Aromas

☐ Estrés en casa         ☐ Movimiento

☐ comidas salteadas      ☐ Tensión ocular

☐ Ansiedad               ☐ _______________

### Medidas de alivio

| | |
|---|---|
| **Medicación** | |
| **Agua** | |
| **Dormir** | |
| **Ejercicio** | |
| **Otros** | |
| **Otros** | |

**Notas:** _______________


## Libro de migraña

# Libro de migraña

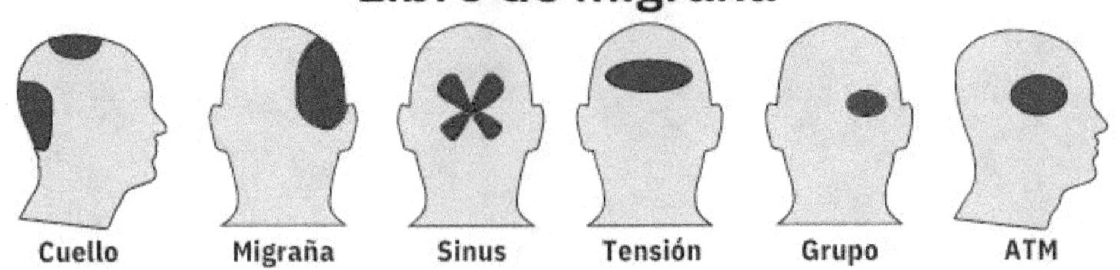


---

**FECHA:** _______________ **TIEMPO [ ]:** _______________ _______________

---

☐   ☐   ☐   ☐   ☐   ☐   🌡 _______

## Intensidad del dolor

| 1 | 2 | 3 | 4 | 5 | 6 | 7 | 8 | 9 | 10 |
|---|---|---|---|---|---|---|---|---|----|

### Disparadores

| ☐ Hambre | ☐ Insomnio |
|---|---|
| ☐ Luces brillantes | ☐ Enfermedad |
| ☐ Café | ☐ Cansancio |
| ☐ Estrés en el trabajo | ☐ Olores/ Aromas |
| ☐ Estrés en casa | ☐ Movimiento |
| ☐ comidas salteadas | ☐ Tensión ocular |
| ☐ Ansiedad | ☐ _______________ |

### Medidas de alivio

| Medicación | |
|---|---|
| Agua | |
| Dormir | |
| Ejercicio | |
| Otros | |
| Otros | |

**Notas:** _______________

# Libro de migraña

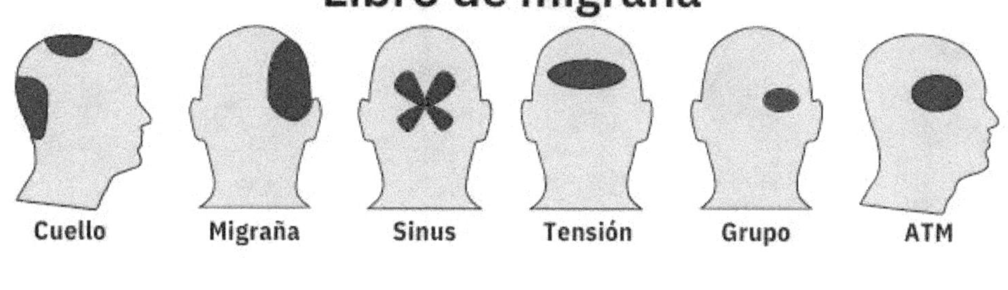

| Cuello | Migraña | Sinus | Tensión | Grupo | ATM |

FECHA: _________________          TIEMPO [ ]: _________________   _________________

## Intensidad del dolor

| 1 | 2 | 3 | 4 | 5 | 6 | 7 | 8 | 9 | 10 |

## Disparadores

| | |
|---|---|
| ☐ Hambre | ☐ Insomnio |
| ☐ Luces brillantes | ☐ Enfermedad |
| ☐ Café | ☐ Cansancio |
| ☐ Estrés en el trabajo | ☐ Olores/ Aromas |
| ☐ Estrés en casa | ☐ Movimiento |
| ☐ comidas salteadas | ☐ Tensión ocular |
| ☐ Ansiedad | ☐ _________________ |

## Medidas de alivio

| | |
|---|---|
| Medicación | |
| Agua | |
| Dormir | |
| Ejercicio | |
| Otros | |
| Otros | |

Notas:

Libro de migraña

# Libro de migraña

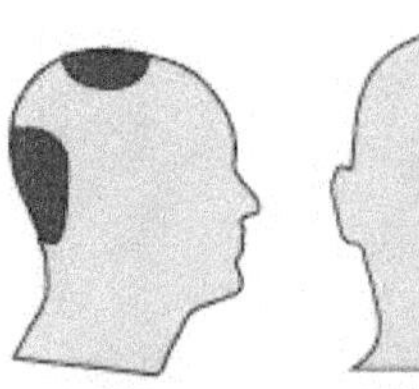 Cuello
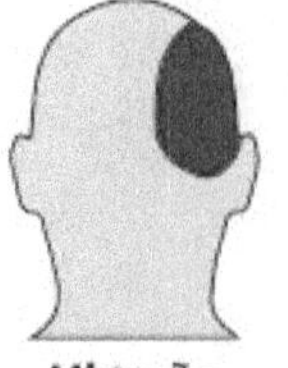 Migraña
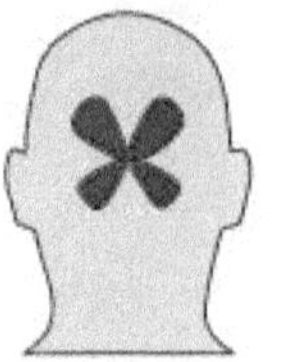 Sinus
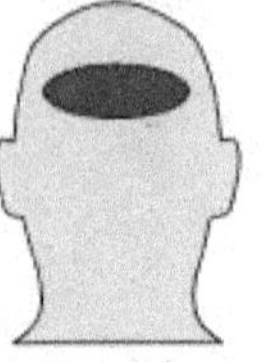 Tensión
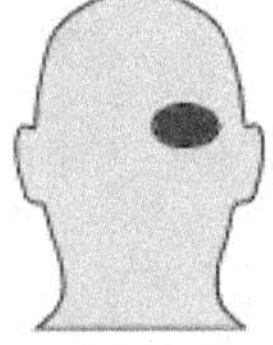 Grupo
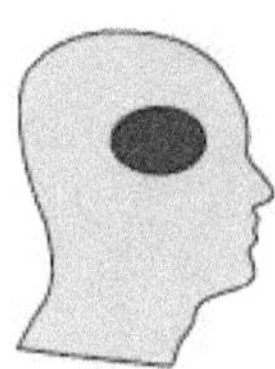 ATM

FECHA: _______________     TIEMPO [ ]: _________   _________

☐   ☐   ☐   ☐   ☐   ☐   🌡 _________

## Intensidad del dolor

| 1 | 2 | 3 | 4 | 5 | 6 | 7 | 8 | 9 | 10 |
|---|---|---|---|---|---|---|---|---|----|

## Disparadores

| | |
|---|---|
| ☐ Hambre | ☐ Insomnio |
| ☐ Luces brillantes | ☐ Enfermedad |
| ☐ Café | ☐ Cansancio |
| ☐ Estrés en el trabajo | ☐ Olores/ Aromas |
| ☐ Estrés en casa | ☐ Movimiento |
| ☐ comidas salteadas | ☐ Tensión ocular |
| ☐ Ansiedad | ☐ _____________ |

## Medidas de alivio

| | |
|---|---|
| **Medicación** | |
| **Agua** | |
| **Dormir** | |
| **Ejercicio** | |
| **Otros** | |
| **Otros** | |

Notas: ________________________________

# Libro de migraña

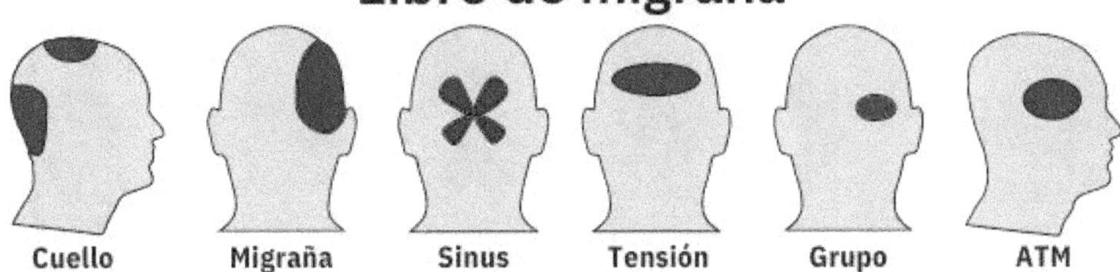



FECHA: _______________          TIEMPO [ ]: _______________   _______________

## Intensidad del dolor

| 1 | 2 | 3 | 4 | 5 | 6 | 7 | 8 | 9 | 10 |
|---|---|---|---|---|---|---|---|---|----|

## Disparadores

- ☐ Hambre
- ☐ Luces brillantes
- ☐ Café
- ☐ Estrés en el trabajo
- ☐ Estrés en casa
- ☐ comidas salteadas
- ☐ Ansiedad
- ☐ Insomnio
- ☐ Enfermedad
- ☐ Cansancio
- ☐ Olores/ Aromas
- ☐ Movimiento
- ☐ Tensión ocular
- ☐ _______________

## Medidas de alivio

| Medicación | |
|---|---|
| Agua | |
| Dormir | |
| Ejercicio | |
| Otros | |
| Otros | |

**Notas:** _______________


# Libro de migraña

# Libro de migraña

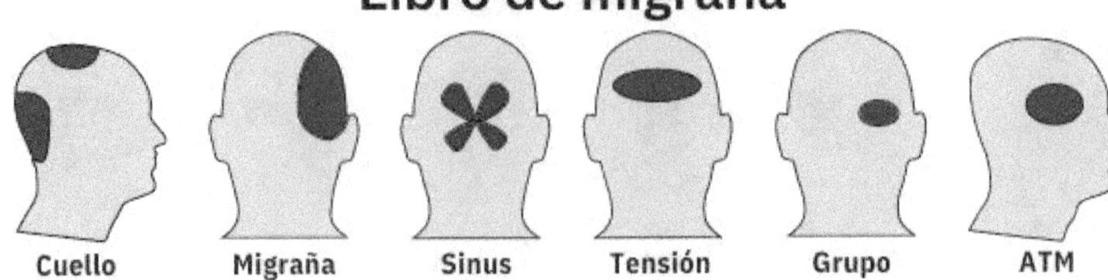


FECHA: ________________    TIEMPO [ ]: __________    __________

☐ ☐ ☐ ☐ ☐ ☐    🌡 ________

## Intensidad del dolor

| 1 | 2 | 3 | 4 | 5 | 6 | 7 | 8 | 9 | 10 |
|---|---|---|---|---|---|---|---|---|----|

## Disparadores

☐ Hambre  ☐ Insomnio

☐ Luces brillantes  ☐ Enfermedad

☐ Café  ☐ Cansancio

☐ Estrés en el trabajo  ☐ Olores/ Aromas

☐ Estrés en casa  ☐ Movimiento

☐ comidas salteadas  ☐ Tensión ocular

☐ Ansiedad  ☐ ________________

## Medidas de alivio

| Medicación |  |
|------------|--|
| Agua |  |
| Dormir |  |
| Ejercicio |  |
| Otros |  |
| Otros |  |

Notas:


# Libro de migraña

# Libro de migraña

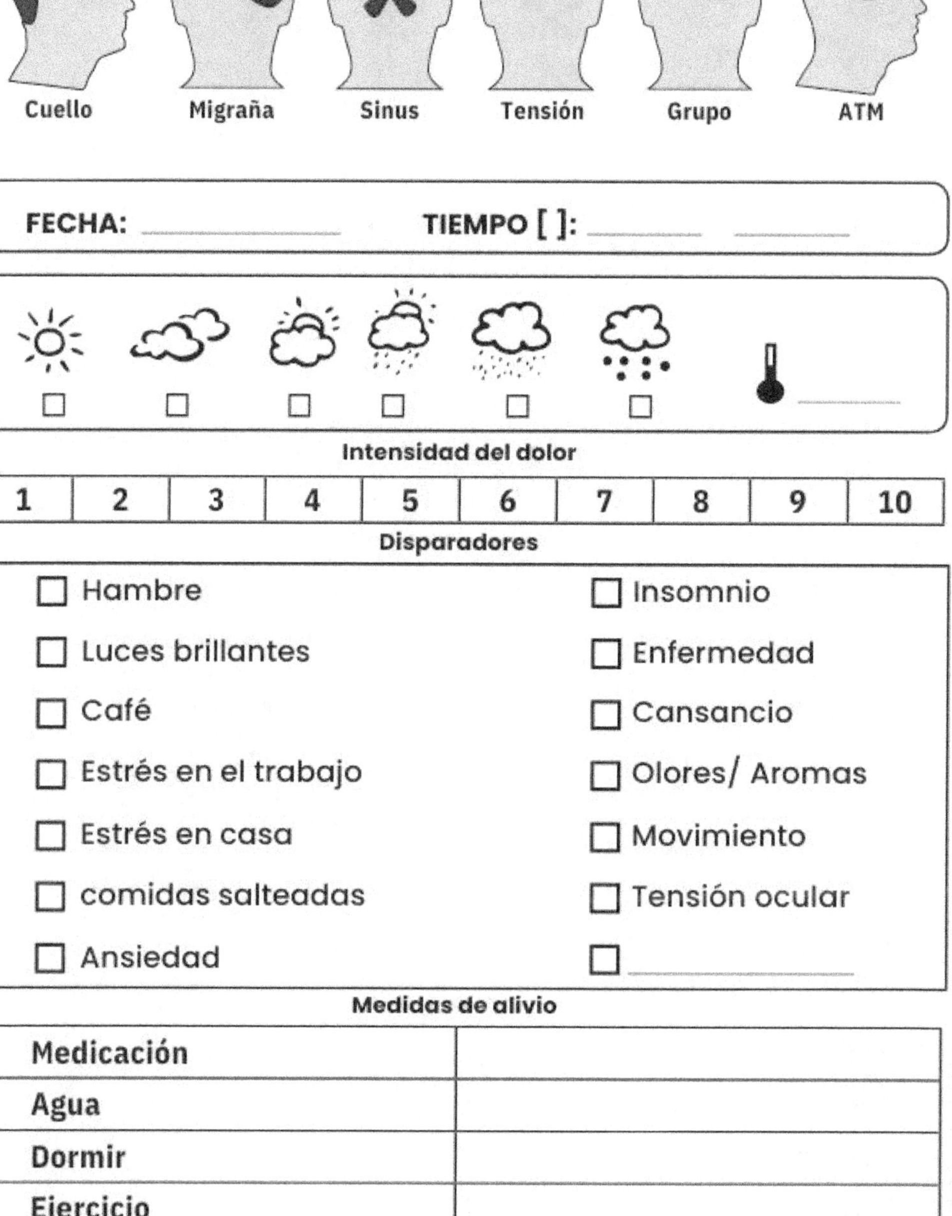



Medidas de alivio

| | |
|---|---|
| Medicación | |
| Agua | |
| Dormir | |
| Ejercicio | |
| Otros | |
| Otros | |

Notas: _______________________________________

# Libro de migraña

# Libro de migraña

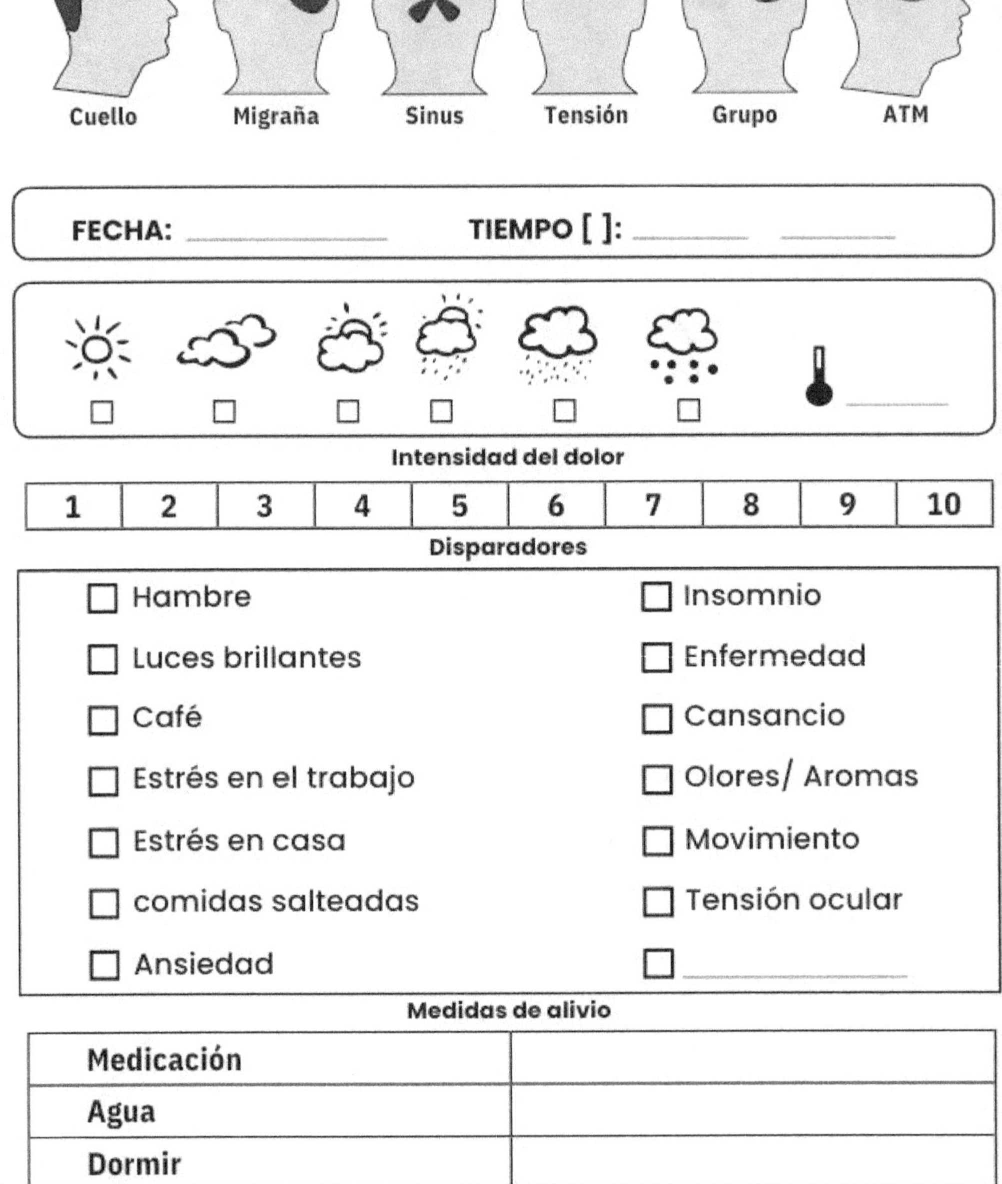



Libro de migraña

# Libro de migraña

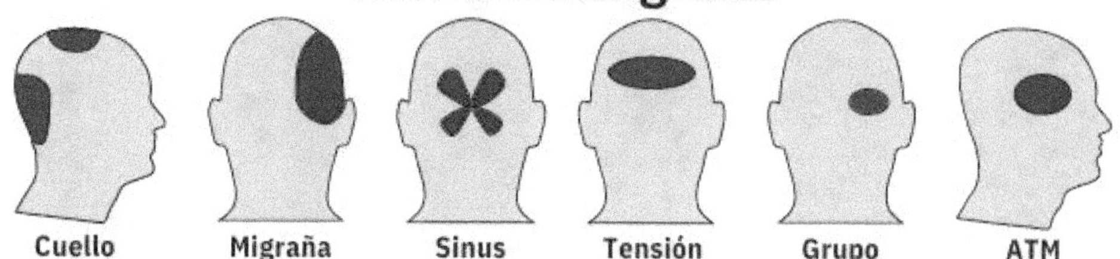


FECHA: ______________________     TIEMPO [ ]: ______________  ____________

☐    ☐    ☐    ☐    ☐    ☐    🌡 ________

## Intensidad del dolor

| 1 | 2 | 3 | 4 | 5 | 6 | 7 | 8 | 9 | 10 |
|---|---|---|---|---|---|---|---|---|----|

## Disparadores

| | | |
|---|---|---|
| ☐ Hambre | ☐ Insomnio |
| ☐ Luces brillantes | ☐ Enfermedad |
| ☐ Café | ☐ Cansancio |
| ☐ Estrés en el trabajo | ☐ Olores/ Aromas |
| ☐ Estrés en casa | ☐ Movimiento |
| ☐ comidas salteadas | ☐ Tensión ocular |
| ☐ Ansiedad | ☐ ______________ |

## Medidas de alivio

| Medicación | |
|---|---|
| Agua | |
| Dormir | |
| Ejercicio | |
| Otros | |
| Otros | |

Notas: ________________________________________


# Libro de migraña

# Libro de migraña

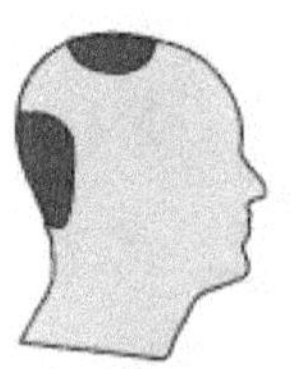 Cuello
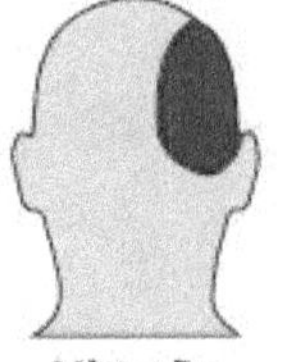 Migraña
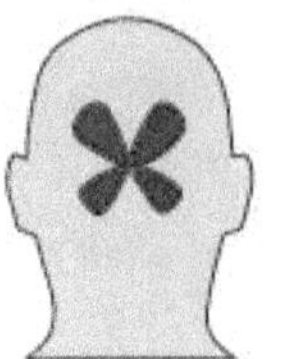 Sinus
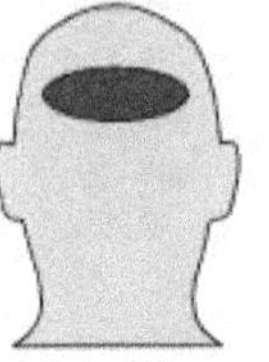 Tensión
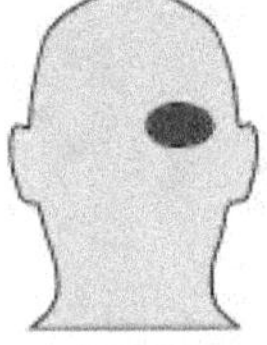 Grupo
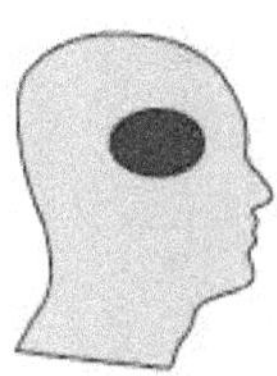 ATM

FECHA: ______________________  TIEMPO [ ]: ______________  ______________

☐  ☐  ☐  ☐  ☐  ☐  ______________

## Intensidad del dolor

| 1 | 2 | 3 | 4 | 5 | 6 | 7 | 8 | 9 | 10 |
|---|---|---|---|---|---|---|---|---|----|

## Disparadores

☐ Hambre  ☐ Insomnio

☐ Luces brillantes  ☐ Enfermedad

☐ Café  ☐ Cansancio

☐ Estrés en el trabajo  ☐ Olores/ Aromas

☐ Estrés en casa  ☐ Movimiento

☐ comidas salteadas  ☐ Tensión ocular

☐ Ansiedad  ☐ ______________

## Medidas de alivio

| Medicación | |
|---|---|
| Agua | |
| Dormir | |
| Ejercicio | |
| Otros | |
| Otros | |

**Notas:** ______________

Libro de migraña

# Libro de migraña

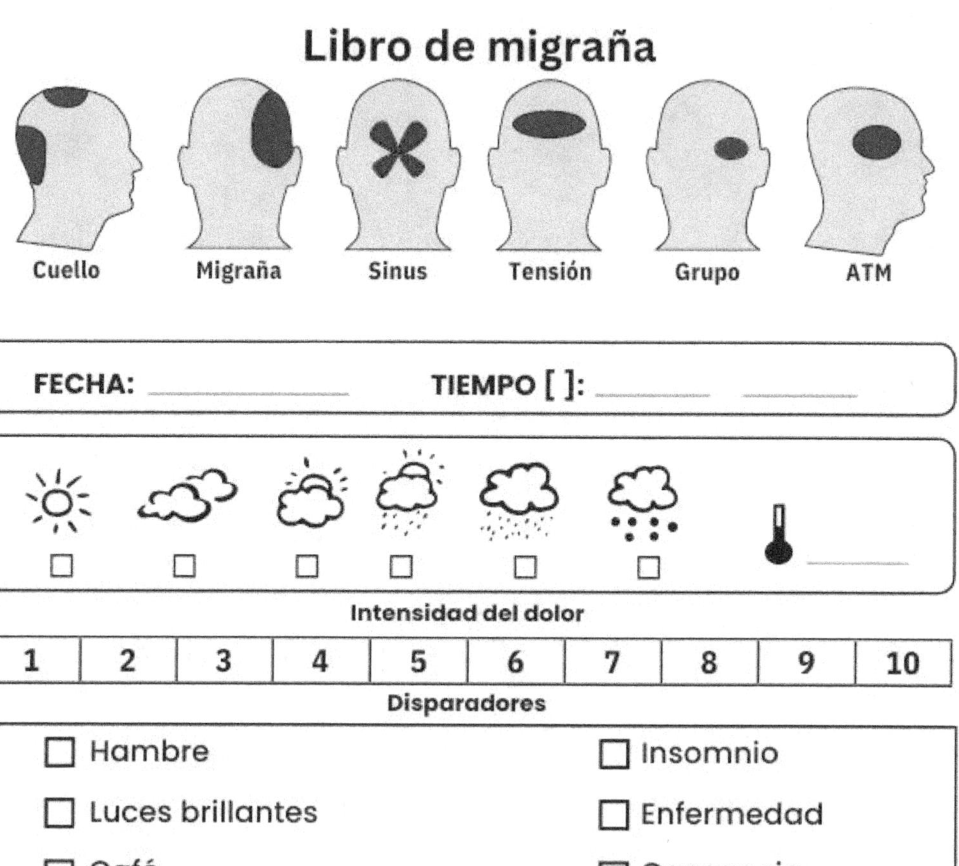



**FECHA:** _______________     **TIEMPO [ ]:** _______________

☐ ☐ ☐ ☐ ☐ ☐

## Intensidad del dolor

| 1 | 2 | 3 | 4 | 5 | 6 | 7 | 8 | 9 | 10 |
|---|---|---|---|---|---|---|---|---|----|

## Disparadores

| | |
|---|---|
| ☐ Hambre | ☐ Insomnio |
| ☐ Luces brillantes | ☐ Enfermedad |
| ☐ Café | ☐ Cansancio |
| ☐ Estrés en el trabajo | ☐ Olores/ Aromas |
| ☐ Estrés en casa | ☐ Movimiento |
| ☐ comidas salteadas | ☐ Tensión ocular |
| ☐ Ansiedad | ☐ _______________ |

## Medidas de alivio

| | |
|---|---|
| **Medicación** | |
| **Agua** | |
| **Dormir** | |
| **Ejercicio** | |
| **Otros** | |
| **Otros** | |

**Notas:**

# Libro de migraña

# Libro de migraña

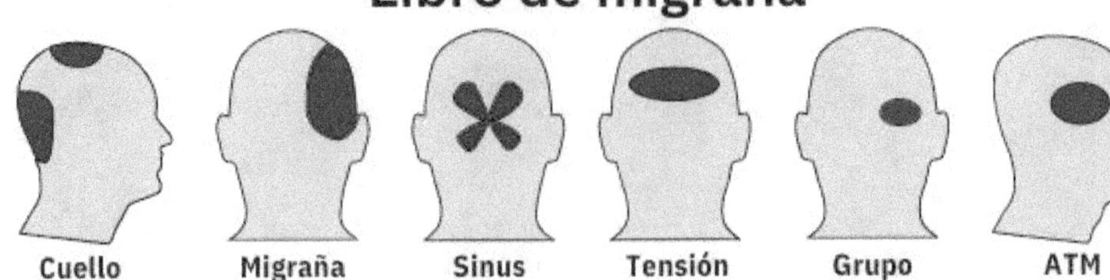



**FECHA:** _______________       **TIEMPO [ ]:** _______________   _______________

**Intensidad del dolor**

| 1 | 2 | 3 | 4 | 5 | 6 | 7 | 8 | 9 | 10 |
|---|---|---|---|---|---|---|---|---|----|

**Disparadores**

| | |
|---|---|
| ☐ Hambre | ☐ Insomnio |
| ☐ Luces brillantes | ☐ Enfermedad |
| ☐ Café | ☐ Cansancio |
| ☐ Estrés en el trabajo | ☐ Olores/ Aromas |
| ☐ Estrés en casa | ☐ Movimiento |
| ☐ comidas salteadas | ☐ Tensión ocular |
| ☐ Ansiedad | ☐ _______________ |

**Medidas de alivio**

| Medicación | |
|---|---|
| Agua | |
| Dormir | |
| Ejercicio | |
| Otros | |
| Otros | |

**Notas:** _______________

Libro de migraña

# Libro de migraña

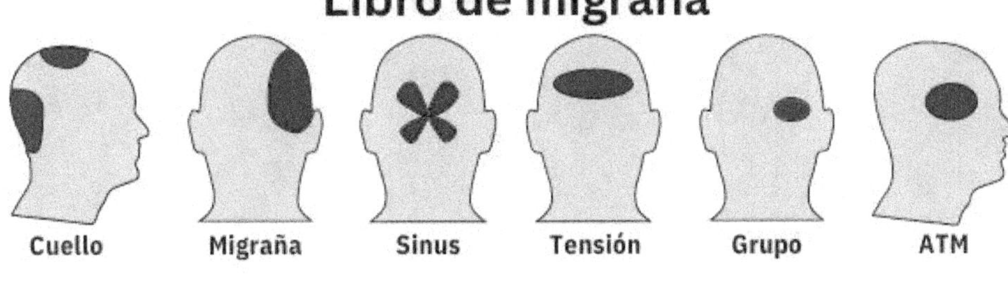


FECHA: _________________     TIEMPO [ ]: _________________

☐ ☐ ☐ ☐ ☐ ☐

## Intensidad del dolor

| 1 | 2 | 3 | 4 | 5 | 6 | 7 | 8 | 9 | 10 |
|---|---|---|---|---|---|---|---|---|----|

## Disparadores

| | |
|---|---|
| ☐ Hambre | ☐ Insomnio |
| ☐ Luces brillantes | ☐ Enfermedad |
| ☐ Café | ☐ Cansancio |
| ☐ Estrés en el trabajo | ☐ Olores/ Aromas |
| ☐ Estrés en casa | ☐ Movimiento |
| ☐ comidas salteadas | ☐ Tensión ocular |
| ☐ Ansiedad | ☐ _____________ |

## Medidas de alivio

| Medicación | |
|---|---|
| Agua | |
| Dormir | |
| Ejercicio | |
| Otros | |
| Otros | |

Notas:

Libro de migraña

# Libro de migraña

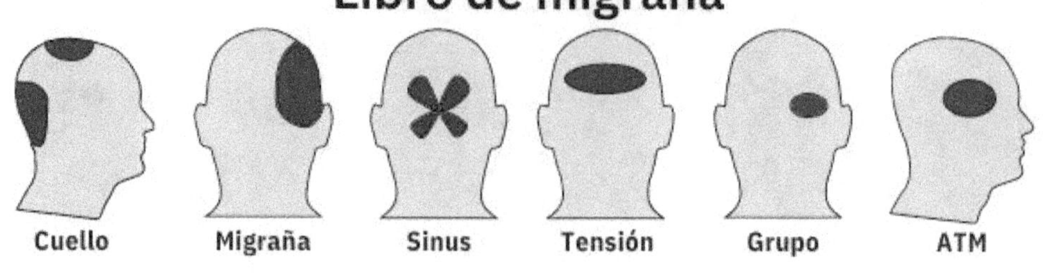


**FECHA:** ___________________     **TIEMPO [ ]:** ___________________

**Intensidad del dolor**

| 1 | 2 | 3 | 4 | 5 | 6 | 7 | 8 | 9 | 10 |
|---|---|---|---|---|---|---|---|---|----|

**Disparadores**

| | | |
|---|---|---|
| ☐ Hambre | | ☐ Insomnio |
| ☐ Luces brillantes | | ☐ Enfermedad |
| ☐ Café | | ☐ Cansancio |
| ☐ Estrés en el trabajo | | ☐ Olores/ Aromas |
| ☐ Estrés en casa | | ☐ Movimiento |
| ☐ comidas salteadas | | ☐ Tensión ocular |
| ☐ Ansiedad | | ☐ _______________ |

**Medidas de alivio**

| | |
|---|---|
| Medicación | |
| Agua | |
| Dormir | |
| Ejercicio | |
| Otros | |
| Otros | |

**Notas:** _______________

# Libro de migraña

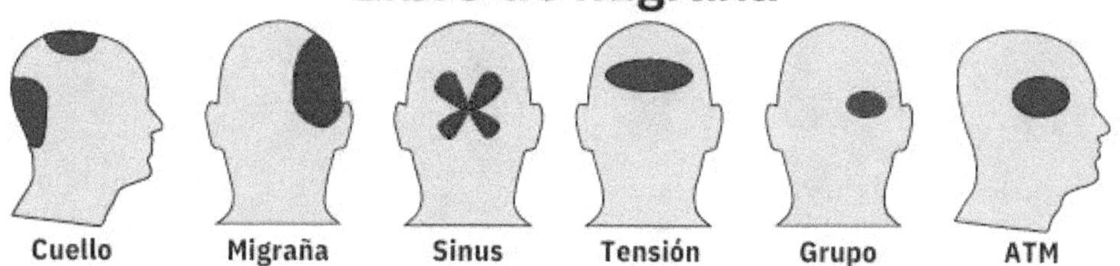


**FECHA:** _______________     **TIEMPO [ ]:** _______________

☐  ☐  ☐  ☐  ☐  ☐

## Intensidad del dolor

| 1 | 2 | 3 | 4 | 5 | 6 | 7 | 8 | 9 | 10 |
|---|---|---|---|---|---|---|---|---|----|

## Disparadores

| | |
|---|---|
| ☐ Hambre | ☐ Insomnio |
| ☐ Luces brillantes | ☐ Enfermedad |
| ☐ Café | ☐ Cansancio |
| ☐ Estrés en el trabajo | ☐ Olores/ Aromas |
| ☐ Estrés en casa | ☐ Movimiento |
| ☐ comidas salteadas | ☐ Tensión ocular |
| ☐ Ansiedad | ☐ _____________ |

## Medidas de alivio

| Medicación | |
|---|---|
| Agua | |
| Dormir | |
| Ejercicio | |
| Otros | |
| Otros | |

**Notas:** _______________

# Libro de migraña

# Libro de migraña

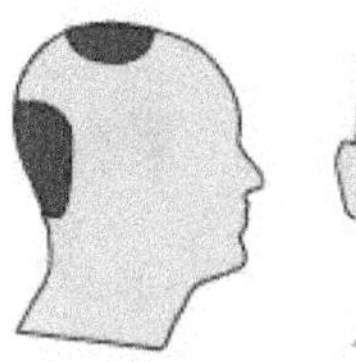
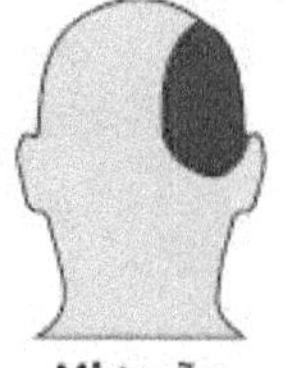
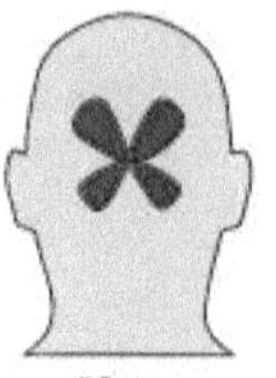
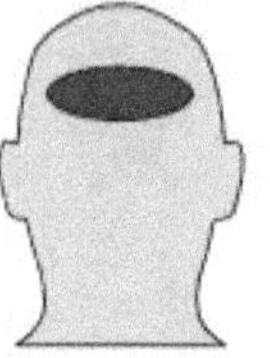
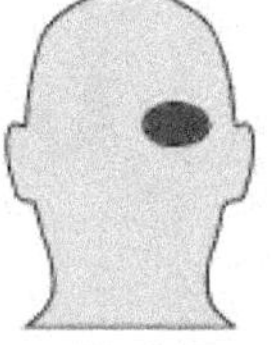
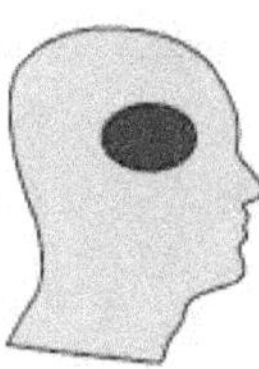

| Cuello | Migraña | Sinus | Tensión | Grupo | ATM |

FECHA: _________________     TIEMPO [ ]: _________________   _________________

☀ ☐   ⛅ ☐   🌤 ☐   🌦 ☐   🌧 ☐   🌨 ☐   🌡 _________

## Intensidad del dolor

| 1 | 2 | 3 | 4 | 5 | 6 | 7 | 8 | 9 | 10 |
|---|---|---|---|---|---|---|---|---|----|

## Disparadores

| | |
|---|---|
| ☐ Hambre | ☐ Insomnio |
| ☐ Luces brillantes | ☐ Enfermedad |
| ☐ Café | ☐ Cansancio |
| ☐ Estrés en el trabajo | ☐ Olores/ Aromas |
| ☐ Estrés en casa | ☐ Movimiento |
| ☐ comidas salteadas | ☐ Tensión ocular |
| ☐ Ansiedad | ☐ _____________ |

## Medidas de alivio

| | |
|---|---|
| Medicación | |
| Agua | |
| Dormir | |
| Ejercicio | |
| Otros | |
| Otros | |

Notas: _________________

# Libro de migraña

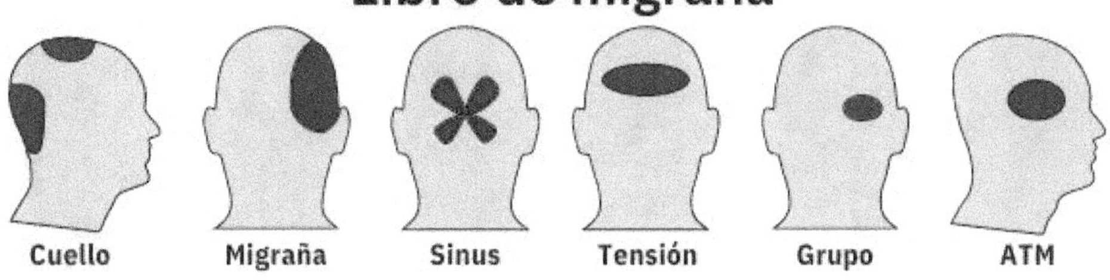



**FECHA:** ________________________    **TIEMPO [ ]:** ________________________

## Intensidad del dolor

| 1 | 2 | 3 | 4 | 5 | 6 | 7 | 8 | 9 | 10 |
|---|---|---|---|---|---|---|---|---|----|

## Disparadores

| | |
|---|---|
| ☐ Hambre | ☐ Insomnio |
| ☐ Luces brillantes | ☐ Enfermedad |
| ☐ Café | ☐ Cansancio |
| ☐ Estrés en el trabajo | ☐ Olores/ Aromas |
| ☐ Estrés en casa | ☐ Movimiento |
| ☐ comidas salteadas | ☐ Tensión ocular |
| ☐ Ansiedad | ☐ _______________ |

## Medidas de alivio

| | |
|---|---|
| **Medicación** | |
| **Agua** | |
| **Dormir** | |
| **Ejercicio** | |
| **Otros** | |
| **Otros** | |

**Notas:** ________________________

# Libro de migraña

# Libro de migraña

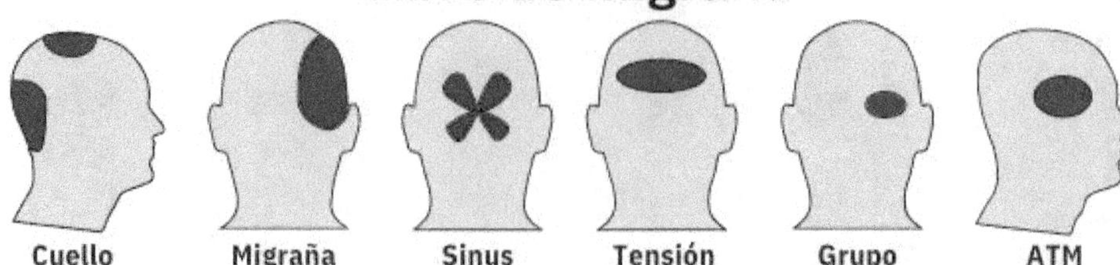



**FECHA:** _______________     **TIEMPO [ ]:** _______________     _______________

**Intensidad del dolor**

| 1 | 2 | 3 | 4 | 5 | 6 | 7 | 8 | 9 | 10 |
|---|---|---|---|---|---|---|---|---|----|

**Disparadores**

- ☐ Hambre
- ☐ Luces brillantes
- ☐ Café
- ☐ Estrés en el trabajo
- ☐ Estrés en casa
- ☐ comidas salteadas
- ☐ Ansiedad

- ☐ Insomnio
- ☐ Enfermedad
- ☐ Cansancio
- ☐ Olores/ Aromas
- ☐ Movimiento
- ☐ Tensión ocular
- ☐ _______________

**Medidas de alivio**

| Medicación | |
|---|---|
| Agua | |
| Dormir | |
| Ejercicio | |
| Otros | |
| Otros | |

**Notas:** _______________

Libro de migraña

# Libro de migraña

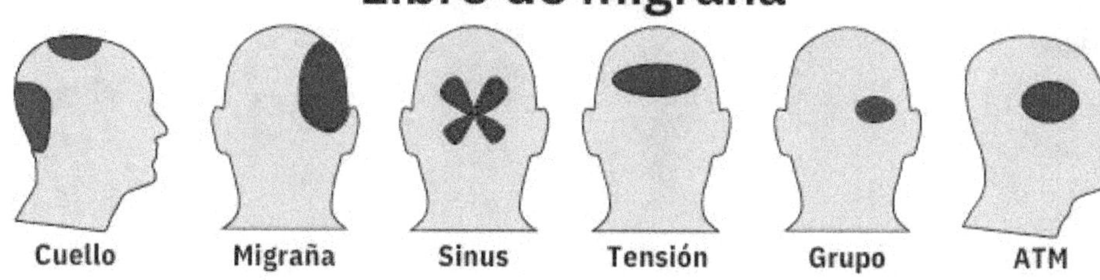

| Cuello | Migraña | Sinus | Tensión | Grupo | ATM |

---

**FECHA:** _______________     **TIEMPO [ ]:** _______________

---

## Intensidad del dolor

| 1 | 2 | 3 | 4 | 5 | 6 | 7 | 8 | 9 | 10 |

## Disparadores

- ☐ Hambre
- ☐ Luces brillantes
- ☐ Café
- ☐ Estrés en el trabajo
- ☐ Estrés en casa
- ☐ comidas salteadas
- ☐ Ansiedad

- ☐ Insomnio
- ☐ Enfermedad
- ☐ Cansancio
- ☐ Olores/ Aromas
- ☐ Movimiento
- ☐ Tensión ocular
- ☐ _______________

## Medidas de alivio

| Medicación | |
| --- | --- |
| Agua | |
| Dormir | |
| Ejercicio | |
| Otros | |
| Otros | |

**Notas:**

Libro de migraña

# Libro de migraña

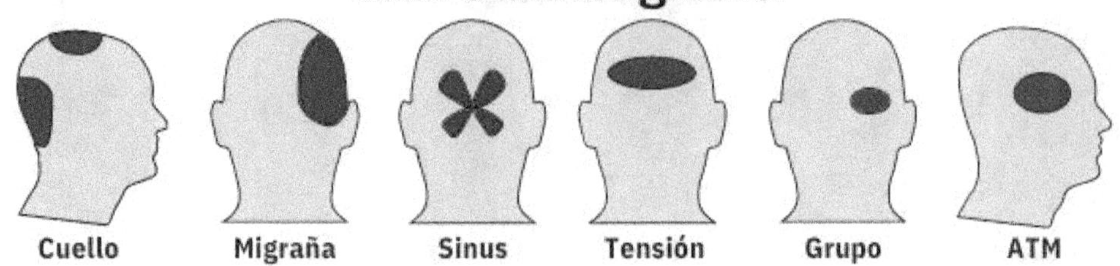


FECHA: ___________________     TIEMPO [ ]: ___________     ___________

☐   ☐   ☐   ☐   ☐   ☐   │

## Intensidad del dolor

| 1 | 2 | 3 | 4 | 5 | 6 | 7 | 8 | 9 | 10 |
|---|---|---|---|---|---|---|---|---|----|

## Disparadores

| | |
|---|---|
| ☐ Hambre | ☐ Insomnio |
| ☐ Luces brillantes | ☐ Enfermedad |
| ☐ Café | ☐ Cansancio |
| ☐ Estrés en el trabajo | ☐ Olores/ Aromas |
| ☐ Estrés en casa | ☐ Movimiento |
| ☐ comidas salteadas | ☐ Tensión ocular |
| ☐ Ansiedad | ☐ ______________ |

## Medidas de alivio

| Medicación | |
|---|---|
| Agua | |
| Dormir | |
| Ejercicio | |
| Otros | |
| Otros | |

**Notas:** __________

## Libro de migraña

# Libro de migraña

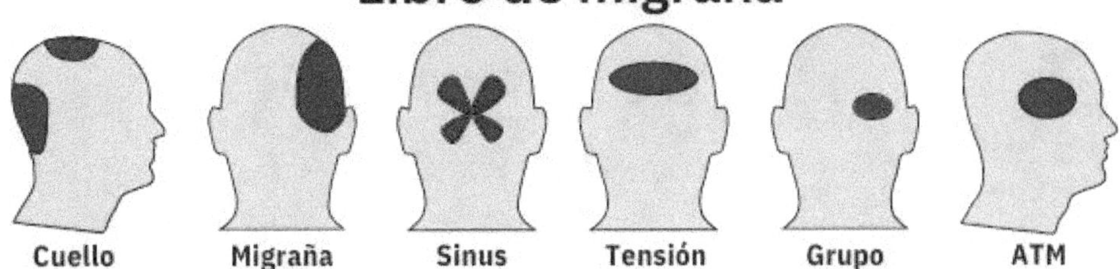


FECHA: _______________________     TIEMPO [ ]: _______________________

<table>
<tr><td>☐</td><td>☐</td><td>☐</td><td>☐</td><td>☐</td><td>☐</td><td>_______________</td></tr>
</table>

## Intensidad del dolor

| 1 | 2 | 3 | 4 | 5 | 6 | 7 | 8 | 9 | 10 |
|---|---|---|---|---|---|---|---|---|----|

## Disparadores

| | |
|---|---|
| ☐ Hambre | ☐ Insomnio |
| ☐ Luces brillantes | ☐ Enfermedad |
| ☐ Café | ☐ Cansancio |
| ☐ Estrés en el trabajo | ☐ Olores/ Aromas |
| ☐ Estrés en casa | ☐ Movimiento |
| ☐ comidas salteadas | ☐ Tensión ocular |
| ☐ Ansiedad | ☐ _______________ |

## Medidas de alivio

| | |
|---|---|
| Medicación | |
| Agua | |
| Dormir | |
| Ejercicio | |
| Otros | |
| Otros | |

Notas: _______________________


# Libro de migraña

# Libro de migraña

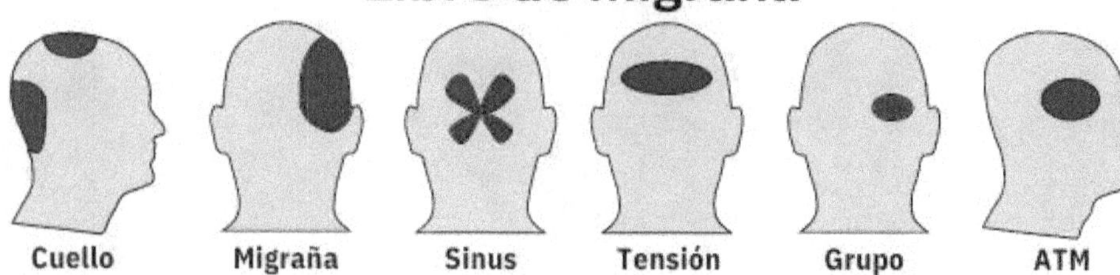



**FECHA:** ___________________    **TIEMPO [ ]:** ___________ ___________

### Intensidad del dolor

| 1 | 2 | 3 | 4 | 5 | 6 | 7 | 8 | 9 | 10 |
|---|---|---|---|---|---|---|---|---|----|

### Disparadores

- ☐ Hambre
- ☐ Luces brillantes
- ☐ Café
- ☐ Estrés en el trabajo
- ☐ Estrés en casa
- ☐ comidas salteadas
- ☐ Ansiedad

- ☐ Insomnio
- ☐ Enfermedad
- ☐ Cansancio
- ☐ Olores/ Aromas
- ☐ Movimiento
- ☐ Tensión ocular
- ☐ ___________

### Medidas de alivio

| Medicación | |
|---|---|
| Agua | |
| Dormir | |
| Ejercicio | |
| Otros | |
| Otros | |

**Notas:** ___________


# Libro de migraña

# Libro de migraña

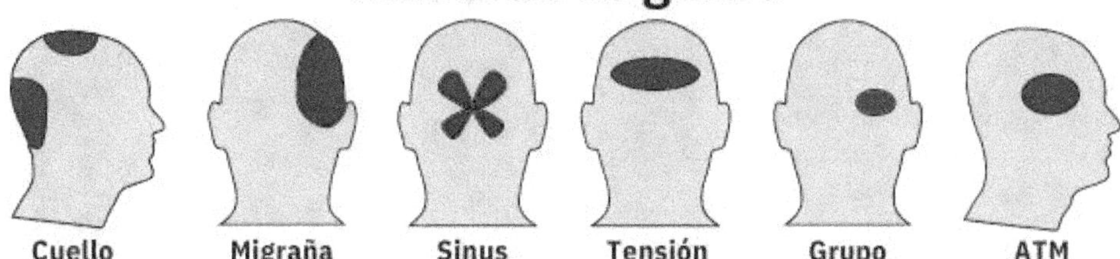



FECHA: ______________________   TIEMPO [ ]: ______________________

☐  ☐  ☐  ☐  ☐  ☐

## Intensidad del dolor

| 1 | 2 | 3 | 4 | 5 | 6 | 7 | 8 | 9 | 10 |
|---|---|---|---|---|---|---|---|---|----|

### Disparadores

| | |
|---|---|
| ☐ Hambre | ☐ Insomnio |
| ☐ Luces brillantes | ☐ Enfermedad |
| ☐ Café | ☐ Cansancio |
| ☐ Estrés en el trabajo | ☐ Olores/ Aromas |
| ☐ Estrés en casa | ☐ Movimiento |
| ☐ comidas salteadas | ☐ Tensión ocular |
| ☐ Ansiedad | ☐ ______________ |

### Medidas de alivio

| | |
|---|---|
| **Medicación** | |
| **Agua** | |
| **Dormir** | |
| **Ejercicio** | |
| **Otros** | |
| **Otros** | |

**Notas:** ______________

# Libro de migraña

# Libro de migraña

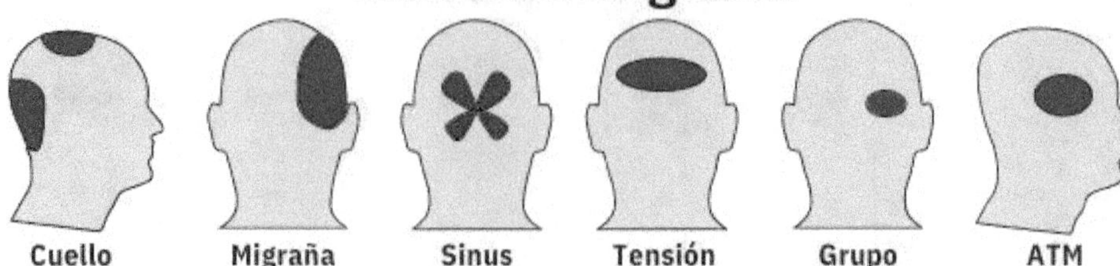



**FECHA:** ________________________    **TIEMPO [ ]:** ________________________

## Intensidad del dolor

| 1 | 2 | 3 | 4 | 5 | 6 | 7 | 8 | 9 | 10 |
|---|---|---|---|---|---|---|---|---|----|

## Disparadores

| | |
|---|---|
| ☐ Hambre | ☐ Insomnio |
| ☐ Luces brillantes | ☐ Enfermedad |
| ☐ Café | ☐ Cansancio |
| ☐ Estrés en el trabajo | ☐ Olores/ Aromas |
| ☐ Estrés en casa | ☐ Movimiento |
| ☐ comidas salteadas | ☐ Tensión ocular |
| ☐ Ansiedad | ☐ ________________ |

## Medidas de alivio

| | |
|---|---|
| **Medicación** | |
| **Agua** | |
| **Dormir** | |
| **Ejercicio** | |
| **Otros** | |
| **Otros** | |

**Notas:** ________________________

# Libro de migraña

# Libro de migraña

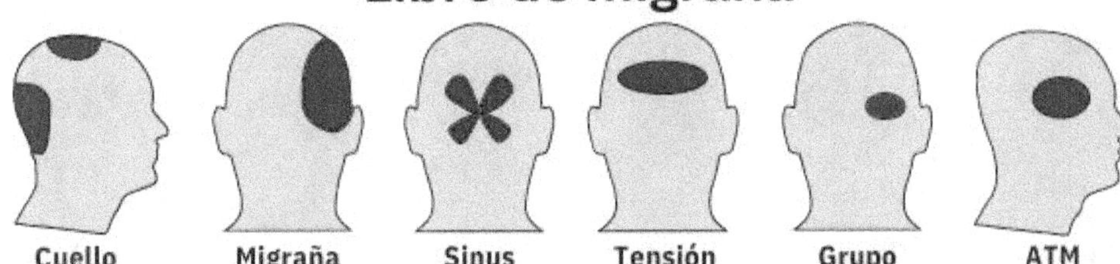



FECHA: __________     TIEMPO [ ]: __________ __________

**Intensidad del dolor**

| 1 | 2 | 3 | 4 | 5 | 6 | 7 | 8 | 9 | 10 |
|---|---|---|---|---|---|---|---|---|----|

**Disparadores**

- ☐ Hambre
- ☐ Luces brillantes
- ☐ Café
- ☐ Estrés en el trabajo
- ☐ Estrés en casa
- ☐ comidas salteadas
- ☐ Ansiedad

- ☐ Insomnio
- ☐ Enfermedad
- ☐ Cansancio
- ☐ Olores/ Aromas
- ☐ Movimiento
- ☐ Tensión ocular
- ☐ __________

**Medidas de alivio**

| Medicación | |
|---|---|
| Agua | |
| Dormir | |
| Ejercicio | |
| Otros | |
| Otros | |

Notas:

# Libro de migraña

# Libro de migraña

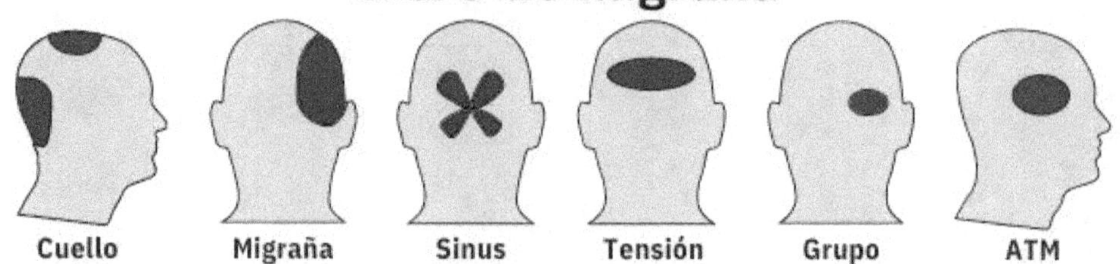


FECHA: ______________     TIEMPO [ ]: ______________

**Intensidad del dolor**

| 1 | 2 | 3 | 4 | 5 | 6 | 7 | 8 | 9 | 10 |
|---|---|---|---|---|---|---|---|---|----|

**Disparadores**

- ☐ Hambre
- ☐ Luces brillantes
- ☐ Café
- ☐ Estrés en el trabajo
- ☐ Estrés en casa
- ☐ comidas salteadas
- ☐ Ansiedad
- ☐ Insomnio
- ☐ Enfermedad
- ☐ Cansancio
- ☐ Olores/ Aromas
- ☐ Movimiento
- ☐ Tensión ocular
- ☐ ______________

**Medidas de alivio**

| Medicación | |
|------------|---|
| Agua | |
| Dormir | |
| Ejercicio | |
| Otros | |
| Otros | |

Notas:

## Libro de migraña

# Libro de migraña

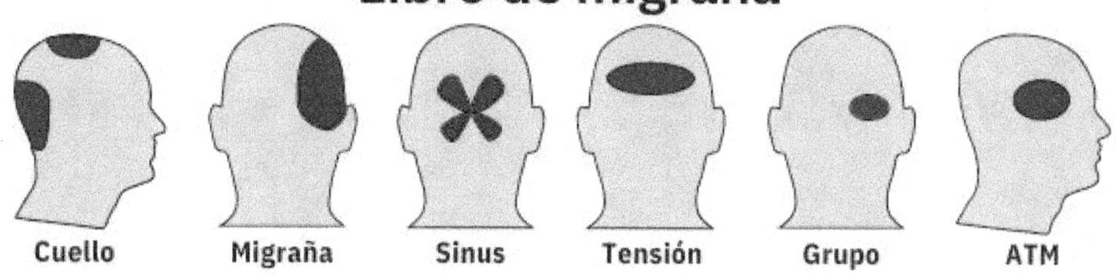



**FECHA:** _____________________     **TIEMPO [ ]:** _____________________

☐   ☐   ☐   ☐   ☐   ☐

## Intensidad del dolor

| 1 | 2 | 3 | 4 | 5 | 6 | 7 | 8 | 9 | 10 |
|---|---|---|---|---|---|---|---|---|----|

## Disparadores

☐ Hambre                       ☐ Insomnio

☐ Luces brillantes             ☐ Enfermedad

☐ Café                         ☐ Cansancio

☐ Estrés en el trabajo         ☐ Olores/ Aromas

☐ Estrés en casa               ☐ Movimiento

☐ comidas salteadas            ☐ Tensión ocular

☐ Ansiedad                     ☐ _____________

## Medidas de alivio

| Medicación | |
|------------|--|
| Agua | |
| Dormir | |
| Ejercicio | |
| Otros | |
| Otros | |

**Notas:** _______________________________________

# Libro de migraña

# Libro de migraña

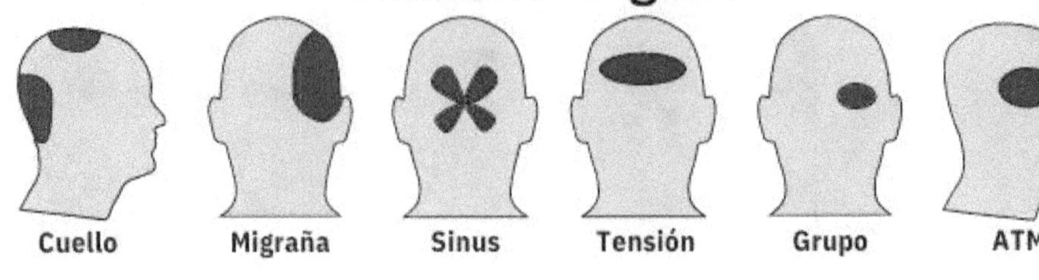



FECHA: ________________    TIEMPO [ ]: ________________

☐ ☐ ☐ ☐ ☐ ☐   🌡 ________

## Intensidad del dolor

| 1 | 2 | 3 | 4 | 5 | 6 | 7 | 8 | 9 | 10 |
|---|---|---|---|---|---|---|---|---|----|

### Disparadores

| | |
|---|---|
| ☐ Hambre | ☐ Insomnio |
| ☐ Luces brillantes | ☐ Enfermedad |
| ☐ Café | ☐ Cansancio |
| ☐ Estrés en el trabajo | ☐ Olores/ Aromas |
| ☐ Estrés en casa | ☐ Movimiento |
| ☐ comidas salteadas | ☐ Tensión ocular |
| ☐ Ansiedad | ☐ ________________ |

### Medidas de alivio

| | |
|---|---|
| **Medicación** | |
| **Agua** | |
| **Dormir** | |
| **Ejercicio** | |
| **Otros** | |
| **Otros** | |

Notas: ________________


# Libro de migraña

# Libro de migraña

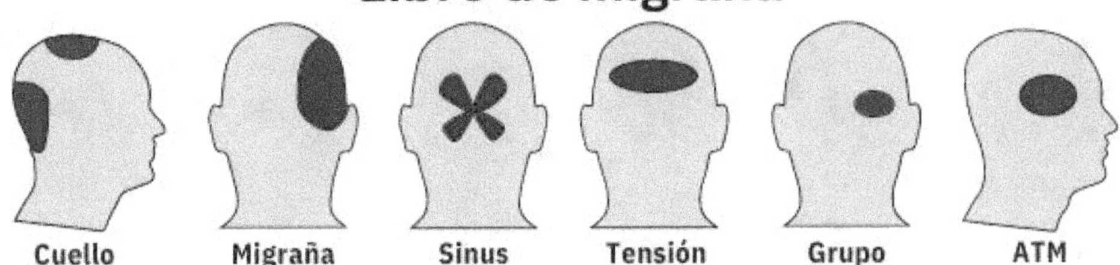



**FECHA:** ______________     **TIEMPO [ ]:** ______________

**Intensidad del dolor**

| 1 | 2 | 3 | 4 | 5 | 6 | 7 | 8 | 9 | 10 |
|---|---|---|---|---|---|---|---|---|----|

**Disparadores**

- ☐ Hambre
- ☐ Luces brillantes
- ☐ Café
- ☐ Estrés en el trabajo
- ☐ Estrés en casa
- ☐ comidas salteadas
- ☐ Ansiedad

- ☐ Insomnio
- ☐ Enfermedad
- ☐ Cansancio
- ☐ Olores/ Aromas
- ☐ Movimiento
- ☐ Tensión ocular
- ☐ ______________

**Medidas de alivio**

| | |
|---|---|
| **Medicación** | |
| **Agua** | |
| **Dormir** | |
| **Ejercicio** | |
| **Otros** | |
| **Otros** | |

**Notas:** ______________

## Libro de migraña

# Libro de migraña

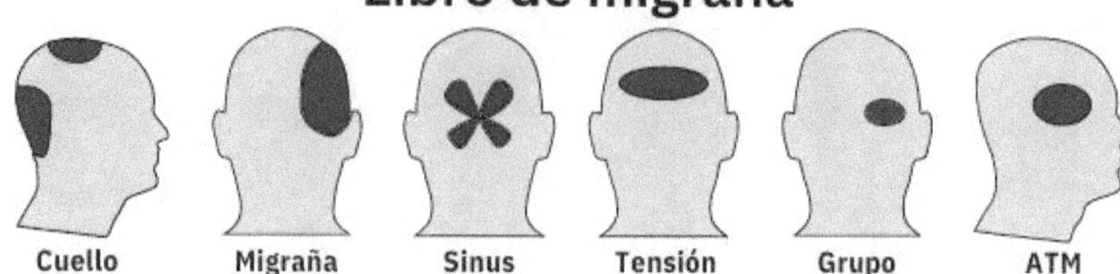



FECHA: ___________________     TIEMPO [ ]: ___________________

## Intensidad del dolor

| 1 | 2 | 3 | 4 | 5 | 6 | 7 | 8 | 9 | 10 |
|---|---|---|---|---|---|---|---|---|----|

## Disparadores

| | |
|---|---|
| ☐ Hambre | ☐ Insomnio |
| ☐ Luces brillantes | ☐ Enfermedad |
| ☐ Café | ☐ Cansancio |
| ☐ Estrés en el trabajo | ☐ Olores/ Aromas |
| ☐ Estrés en casa | ☐ Movimiento |
| ☐ comidas salteadas | ☐ Tensión ocular |
| ☐ Ansiedad | ☐ ___________ |

## Medidas de alivio

| Medicación | |
|---|---|
| Agua | |
| Dormir | |
| Ejercicio | |
| Otros | |
| Otros | |

Notas:

Libro de migraña

# Libro de migraña

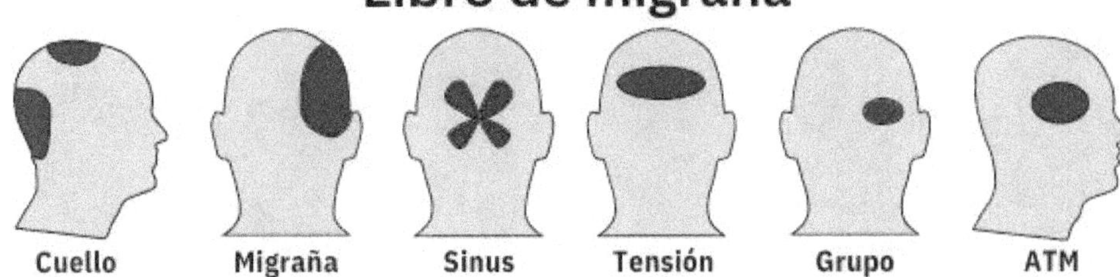


FECHA: _______________  TIEMPO [ ]: _______________  _______________

☐ ☐ ☐ ☐ ☐ ☐ 🌡 _______________

## Intensidad del dolor

| 1 | 2 | 3 | 4 | 5 | 6 | 7 | 8 | 9 | 10 |
|---|---|---|---|---|---|---|---|---|----|

## Disparadores

| | |
|---|---|
| ☐ Hambre | ☐ Insomnio |
| ☐ Luces brillantes | ☐ Enfermedad |
| ☐ Café | ☐ Cansancio |
| ☐ Estrés en el trabajo | ☐ Olores/ Aromas |
| ☐ Estrés en casa | ☐ Movimiento |
| ☐ comidas salteadas | ☐ Tensión ocular |
| ☐ Ansiedad | ☐ _______________ |

## Medidas de alivio

| | |
|---|---|
| **Medicación** | |
| **Agua** | |
| **Dormir** | |
| **Ejercicio** | |
| **Otros** | |
| **Otros** | |

**Notas:** _______________

# Libro de migraña

# Libro de migraña

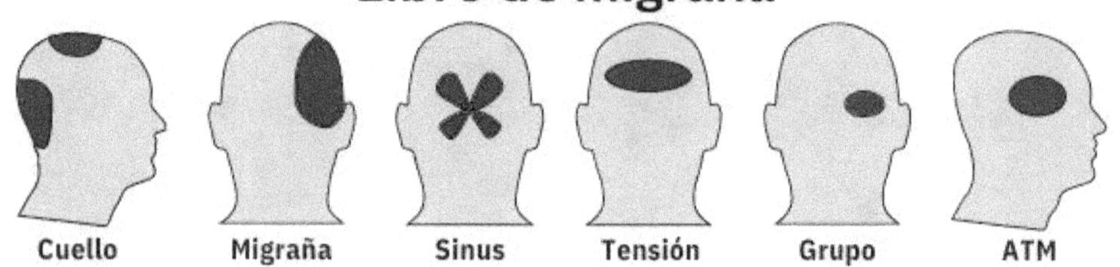



FECHA: _______________     TIEMPO [ ]: _______________

**Intensidad del dolor**

| 1 | 2 | 3 | 4 | 5 | 6 | 7 | 8 | 9 | 10 |
|---|---|---|---|---|---|---|---|---|----|

**Disparadores**

- ☐ Hambre
- ☐ Luces brillantes
- ☐ Café
- ☐ Estrés en el trabajo
- ☐ Estrés en casa
- ☐ comidas salteadas
- ☐ Ansiedad

- ☐ Insomnio
- ☐ Enfermedad
- ☐ Cansancio
- ☐ Olores/ Aromas
- ☐ Movimiento
- ☐ Tensión ocular
- ☐ _______________

**Medidas de alivio**

| Medicación | |
|---|---|
| Agua | |
| Dormir | |
| Ejercicio | |
| Otros | |
| Otros | |

Notas:

# Libro de migraña

# Libro de migraña

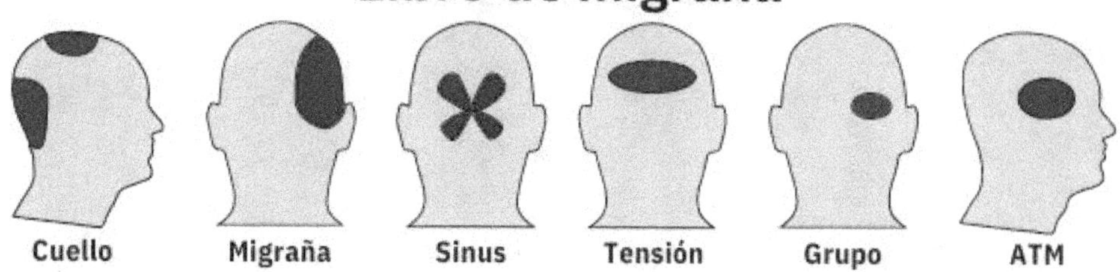


FECHA: _______________________     TIEMPO [ ]: _______________________

☐ ☐ ☐ ☐ ☐ ☐

## Intensidad del dolor

| 1 | 2 | 3 | 4 | 5 | 6 | 7 | 8 | 9 | 10 |
|---|---|---|---|---|---|---|---|---|----|

## Disparadores

☐ Hambre     ☐ Insomnio

☐ Luces brillantes     ☐ Enfermedad

☐ Café     ☐ Cansancio

☐ Estrés en el trabajo     ☐ Olores/ Aromas

☐ Estrés en casa     ☐ Movimiento

☐ comidas salteadas     ☐ Tensión ocular

☐ Ansiedad     ☐ _______________

## Medidas de alivio

| | |
|---|---|
| **Medicación** | |
| **Agua** | |
| **Dormir** | |
| **Ejercicio** | |
| **Otros** | |
| **Otros** | |

**Notas:** _______________________

# Libro de migraña

# Libro de migraña

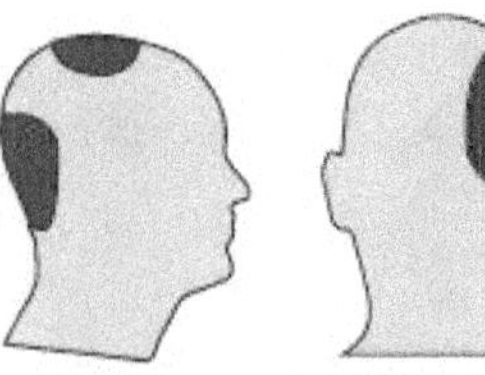
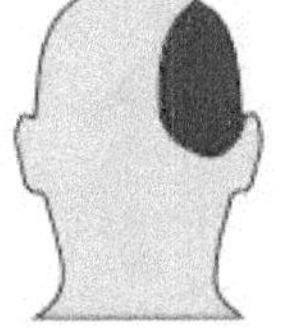
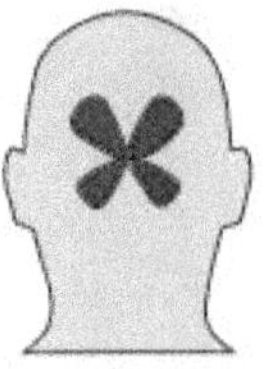
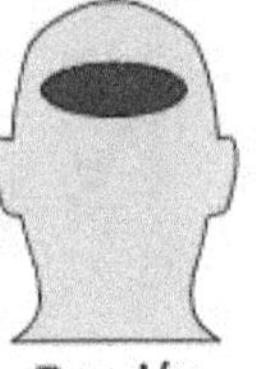
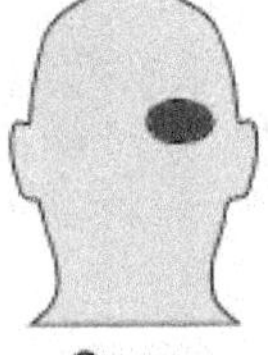
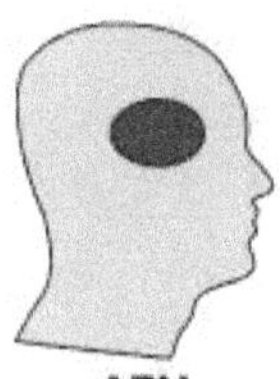

| Cuello | Migraña | Sinus | Tensión | Grupo | ATM |

**FECHA:** _______________   **TIEMPO [ ]:** ___________  ___________

☐ ☐ ☐ ☐ ☐ ☐   🌡 ___________

## Intensidad del dolor

| 1 | 2 | 3 | 4 | 5 | 6 | 7 | 8 | 9 | 10 |
|---|---|---|---|---|---|---|---|---|---|

## Disparadores

| | |
|---|---|
| ☐ Hambre | ☐ Insomnio |
| ☐ Luces brillantes | ☐ Enfermedad |
| ☐ Café | ☐ Cansancio |
| ☐ Estrés en el trabajo | ☐ Olores/ Aromas |
| ☐ Estrés en casa | ☐ Movimiento |
| ☐ comidas salteadas | ☐ Tensión ocular |
| ☐ Ansiedad | ☐ _______________ |

## Medidas de alivio

| | |
|---|---|
| Medicación | |
| Agua | |
| Dormir | |
| Ejercicio | |
| Otros | |
| Otros | |

**Notas:**

Libro de migraña

# Libro de migraña

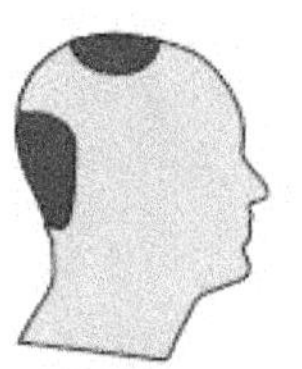
Cuello

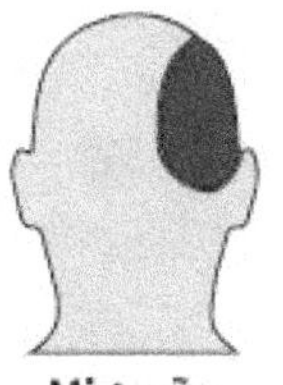
Migraña

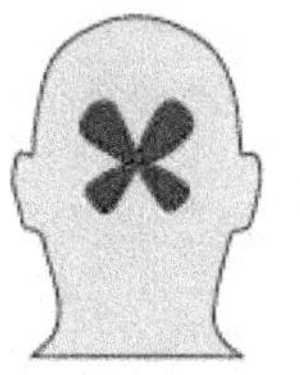
Sinus

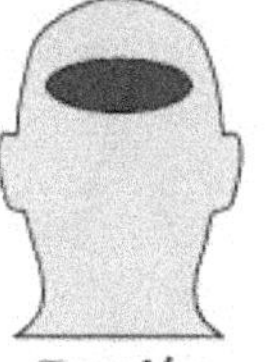
Tensión

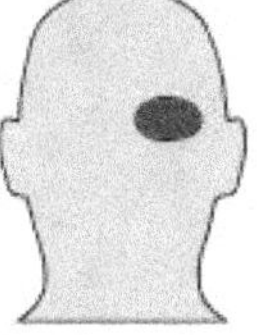
Grupo

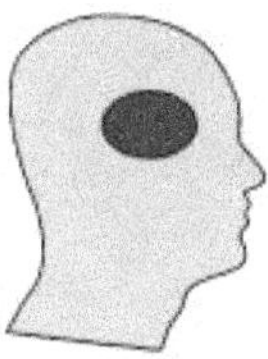
ATM

FECHA: ___________________      TIEMPO [ ]: ___________   ___________

☐   ☐   ☐   ☐   ☐   ☐   🌡 ________

## Intensidad del dolor

| 1 | 2 | 3 | 4 | 5 | 6 | 7 | 8 | 9 | 10 |
|---|---|---|---|---|---|---|---|---|----|

## Disparadores

| | |
|---|---|
| ☐ Hambre | ☐ Insomnio |
| ☐ Luces brillantes | ☐ Enfermedad |
| ☐ Café | ☐ Cansancio |
| ☐ Estrés en el trabajo | ☐ Olores/ Aromas |
| ☐ Estrés en casa | ☐ Movimiento |
| ☐ comidas salteadas | ☐ Tensión ocular |
| ☐ Ansiedad | ☐ ____________ |

## Medidas de alivio

| | |
|---|---|
| **Medicación** | |
| **Agua** | |
| **Dormir** | |
| **Ejercicio** | |
| **Otros** | |
| **Otros** | |

**Notas:** _______________________

# Libro de migraña
Libro de migraña

# Libro de migraña

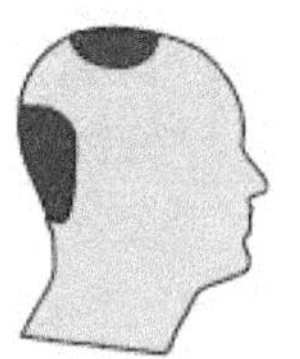 Cuello
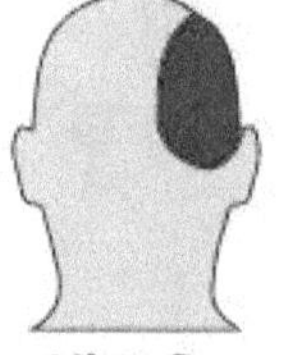 Migraña
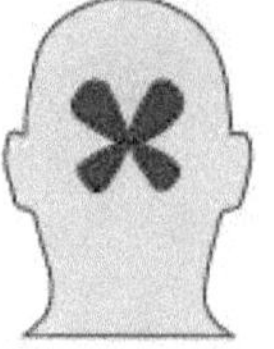 Sinus
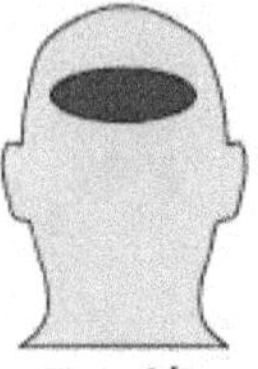 Tensión
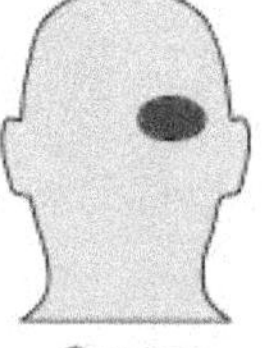 Grupo
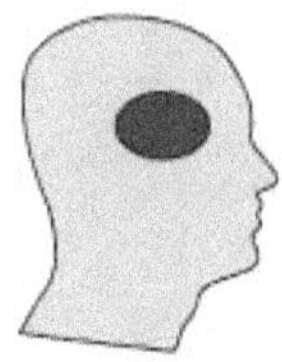 ATM

FECHA: _______________          TIEMPO [ ]: _______________  _______________

## Intensidad del dolor

| 1 | 2 | 3 | 4 | 5 | 6 | 7 | 8 | 9 | 10 |
|---|---|---|---|---|---|---|---|---|----|

## Disparadores

- ☐ Hambre
- ☐ Luces brillantes
- ☐ Café
- ☐ Estrés en el trabajo
- ☐ Estrés en casa
- ☐ comidas salteadas
- ☐ Ansiedad

- ☐ Insomnio
- ☐ Enfermedad
- ☐ Cansancio
- ☐ Olores/ Aromas
- ☐ Movimiento
- ☐ Tensión ocular
- ☐ _______________

## Medidas de alivio

| | |
|---|---|
| **Medicación** | |
| **Agua** | |
| **Dormir** | |
| **Ejercicio** | |
| **Otros** | |
| **Otros** | |

**Notas:** _______________

# Libro de migraña

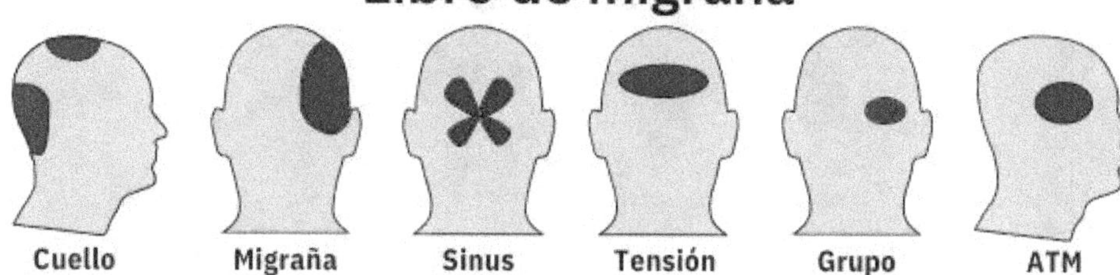


FECHA: _______________     TIEMPO [ ]: _______________ _______________

## Intensidad del dolor

| 1 | 2 | 3 | 4 | 5 | 6 | 7 | 8 | 9 | 10 |
|---|---|---|---|---|---|---|---|---|----|

## Disparadores

- ☐ Hambre
- ☐ Luces brillantes
- ☐ Café
- ☐ Estrés en el trabajo
- ☐ Estrés en casa
- ☐ comidas salteadas
- ☐ Ansiedad
- ☐ Insomnio
- ☐ Enfermedad
- ☐ Cansancio
- ☐ Olores/ Aromas
- ☐ Movimiento
- ☐ Tensión ocular
- ☐ _______________

## Medidas de alivio

| | |
|---|---|
| **Medicación** | |
| **Agua** | |
| **Dormir** | |
| **Ejercicio** | |
| **Otros** | |
| **Otros** | |

**Notas:**

# Libro de migraña

# Libro de migraña

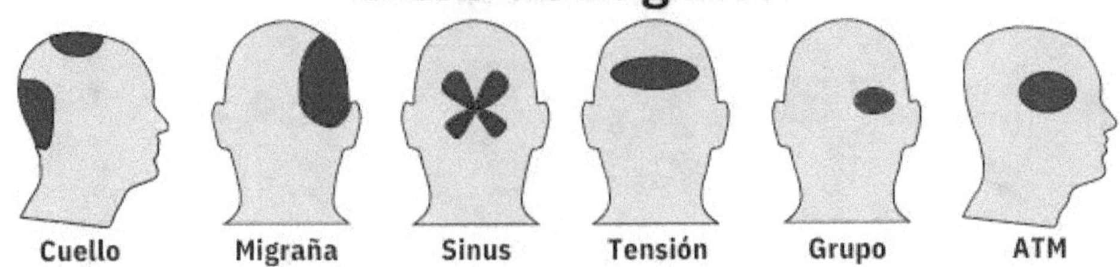



FECHA: _______________     TIEMPO [ ]: _______________   _______________

☐   ☐   ☐   ☐   ☐   ☐

## Intensidad del dolor

| 1 | 2 | 3 | 4 | 5 | 6 | 7 | 8 | 9 | 10 |
|---|---|---|---|---|---|---|---|---|----|

## Disparadores

☐ Hambre                    ☐ Insomnio

☐ Luces brillantes          ☐ Enfermedad

☐ Café                      ☐ Cansancio

☐ Estrés en el trabajo      ☐ Olores/ Aromas

☐ Estrés en casa            ☐ Movimiento

☐ comidas salteadas         ☐ Tensión ocular

☐ Ansiedad                  ☐ _______________

## Medidas de alivio

| Medicación | |
|---|---|
| Agua | |
| Dormir | |
| Ejercicio | |
| Otros | |
| Otros | |

Notas:

# Libro de migraña

# Libro de migraña

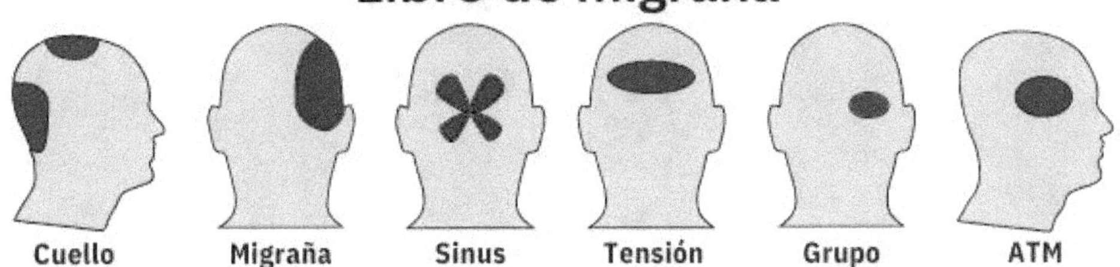



**FECHA:** ___________________     **TIEMPO [ ]:** ___________________ ___________

☐  ☐  ☐  ☐  ☐  ☐

## Intensidad del dolor

| 1 | 2 | 3 | 4 | 5 | 6 | 7 | 8 | 9 | 10 |
|---|---|---|---|---|---|---|---|---|----|

## Disparadores

☐ Hambre                     ☐ Insomnio

☐ Luces brillantes           ☐ Enfermedad

☐ Café                       ☐ Cansancio

☐ Estrés en el trabajo       ☐ Olores/ Aromas

☐ Estrés en casa             ☐ Movimiento

☐ comidas salteadas          ☐ Tensión ocular

☐ Ansiedad                   ☐ ___________________

## Medidas de alivio

| | |
|---|---|
| **Medicación** | |
| **Agua** | |
| **Dormir** | |
| **Ejercicio** | |
| **Otros** | |
| **Otros** | |

**Notas:** ___________________

# Libro de migraña

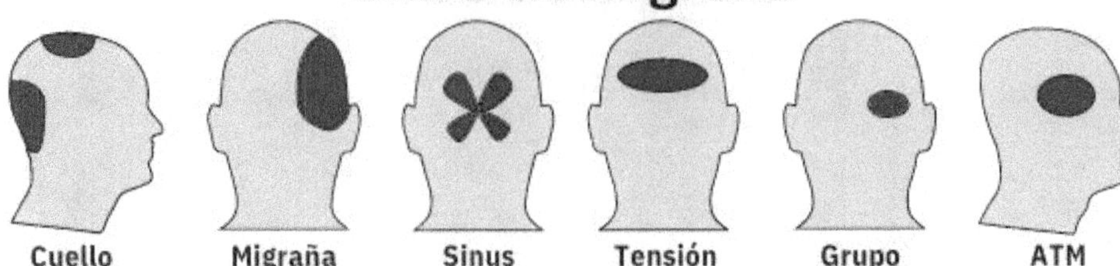



FECHA: _____________________     TIEMPO [ ]: _____________     _____________

☐  ☐  ☐  ☐  ☐  ☐

**Intensidad del dolor**

| 1 | 2 | 3 | 4 | 5 | 6 | 7 | 8 | 9 | 10 |
|---|---|---|---|---|---|---|---|---|----|

**Disparadores**

☐ Hambre                ☐ Insomnio

☐ Luces brillantes      ☐ Enfermedad

☐ Café                  ☐ Cansancio

☐ Estrés en el trabajo  ☐ Olores/ Aromas

☐ Estrés en casa        ☐ Movimiento

☐ comidas salteadas     ☐ Tensión ocular

☐ Ansiedad              ☐ _______________

**Medidas de alivio**

| Medicación | |
|---|---|
| Agua | |
| Dormir | |
| Ejercicio | |
| Otros | |
| Otros | |

Notas: ________________________________________________

# Libro de migraña

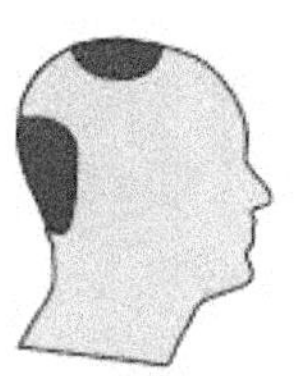 Cuello

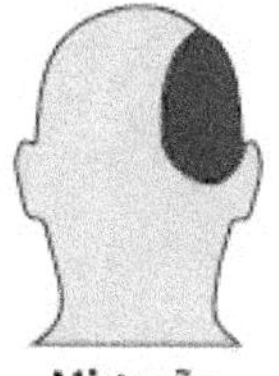 Migraña

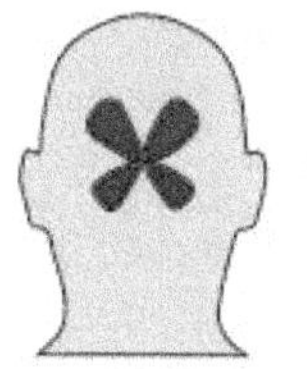 Sinus

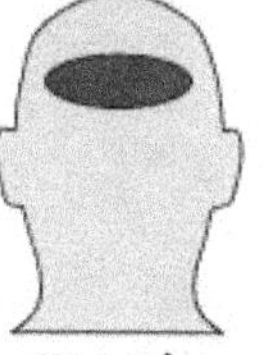 Tensión

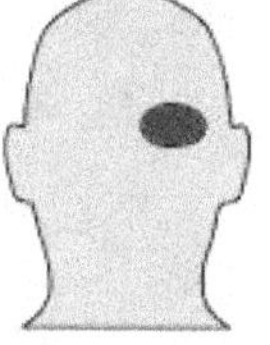 Grupo

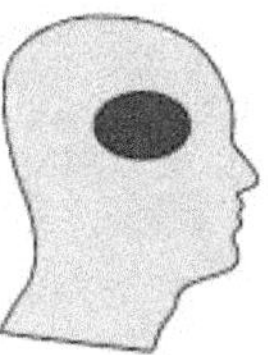 ATM

FECHA: _____________    TIEMPO [ ]: _____________

## Intensidad del dolor

| 1 | 2 | 3 | 4 | 5 | 6 | 7 | 8 | 9 | 10 |
|---|---|---|---|---|---|---|---|---|----|

## Disparadores

☐ Hambre      ☐ Insomnio

☐ Luces brillantes      ☐ Enfermedad

☐ Café      ☐ Cansancio

☐ Estrés en el trabajo      ☐ Olores/ Aromas

☐ Estrés en casa      ☐ Movimiento

☐ comidas salteadas      ☐ Tensión ocular

☐ Ansiedad      ☐ _____________

## Medidas de alivio

| Medicación | |
|---|---|
| Agua | |
| Dormir | |
| Ejercicio | |
| Otros | |
| Otros | |

Notas: _____________